座ってできる有酸素運動

すわロビ

まずは、ウォーミングアップからエアロビクス、筋トレ、クールダウンまで 32 の運動の流れをイメージしましょう。

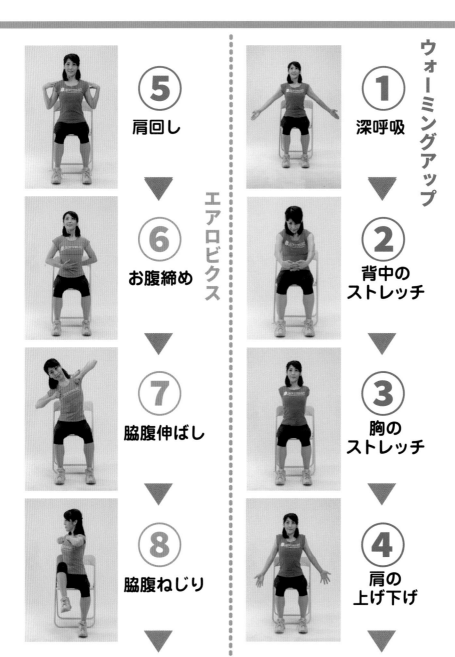

ウォーミングアップ

① 深呼吸

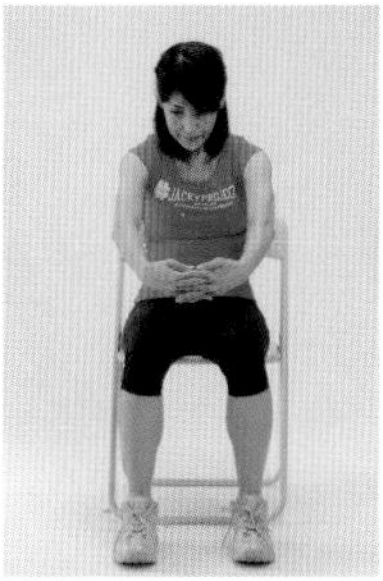

② 背中のストレッチ

③ 胸のストレッチ

④ 肩の上げ下げ

エアロビクス

⑤ 肩回し

⑥ お腹締め

⑦ 脇腹伸ばし

⑧ 脇腹ねじり

「すわロビ」の流れ

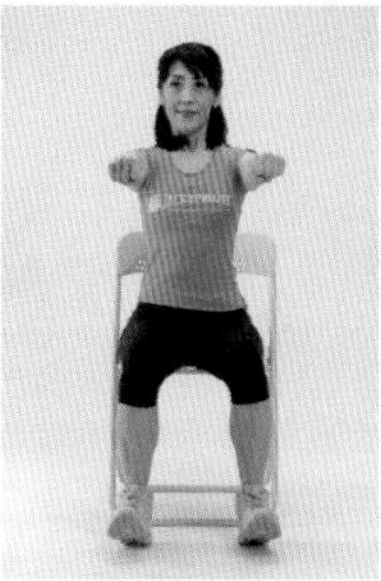

⑨
グーパー＋
つま先上げ

▼

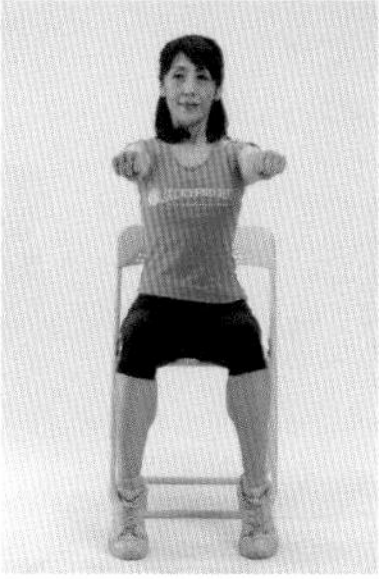

⑩
グーパー＋
かかと上げ

▼

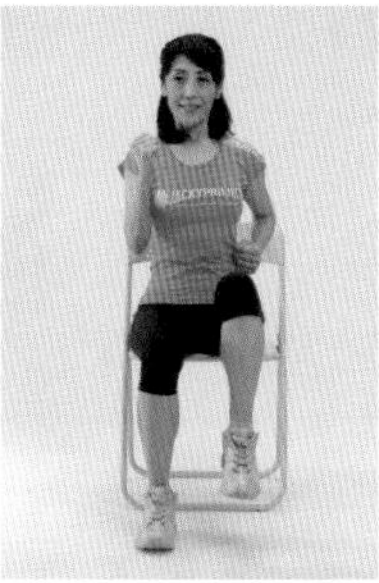

⑪
マーチ

▼

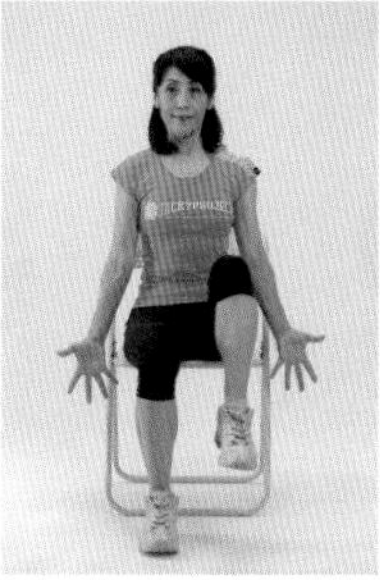

⑫
マーチ＋
肘曲げ

▼

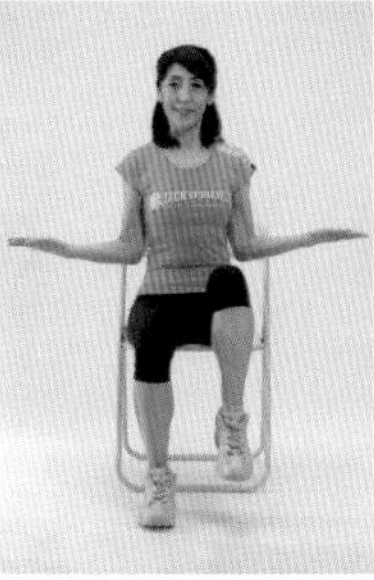

⑬
マーチ＋
手の平の外中

▼

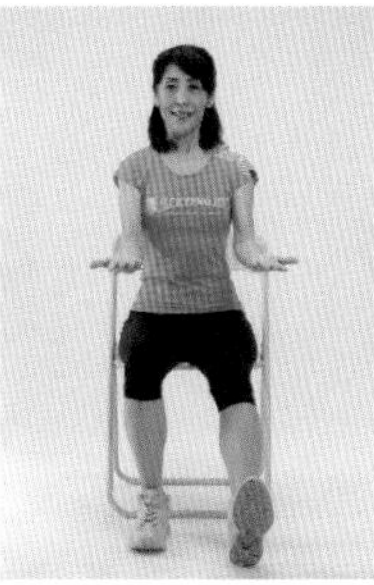

⑭
ヒールタッチ
＋肩甲骨寄せ

▼

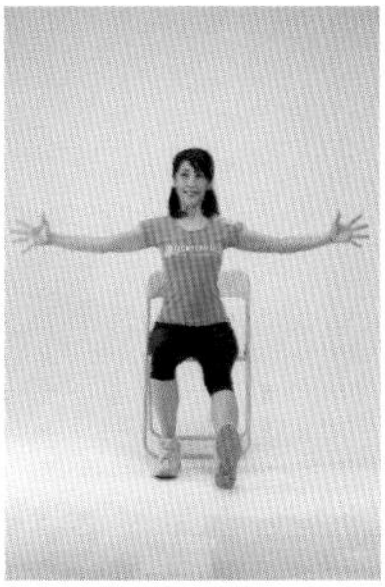

⑮
ヒールタッチ
＋横から
背中引き締め

▼

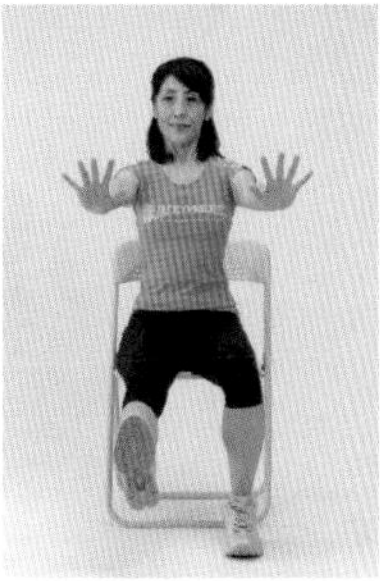

⑯
膝伸ばし＋
チェストプレス

▼

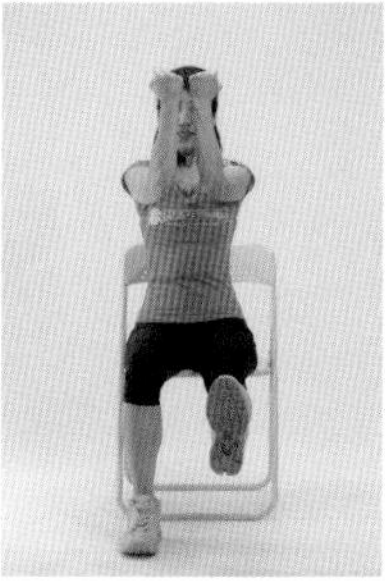

17

膝伸ばし＋
バタフライ

▼

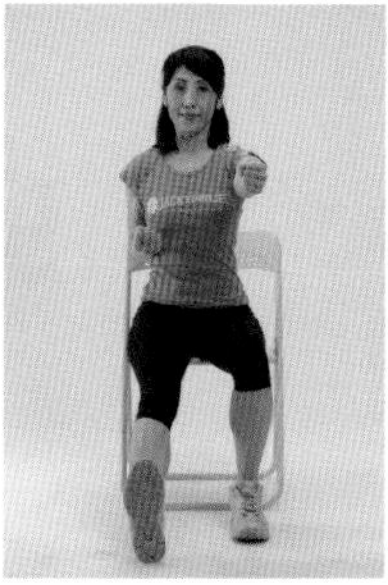

18

ヒールタッチ
＋グーパンチ

▼

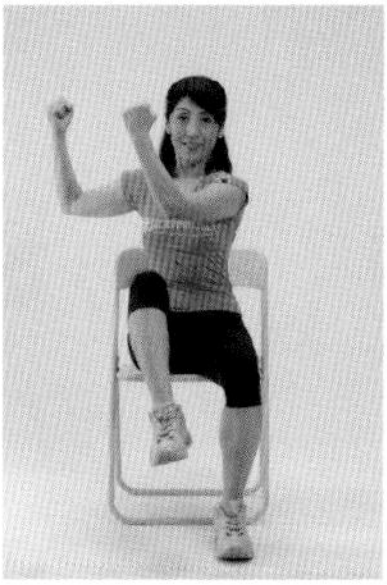

19

ニーリフト
＋足タッチ

▼

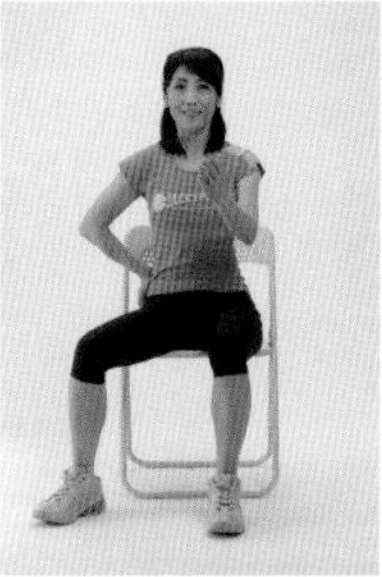

20

アウトインステップ
＋
お尻タッチクラップ

▼

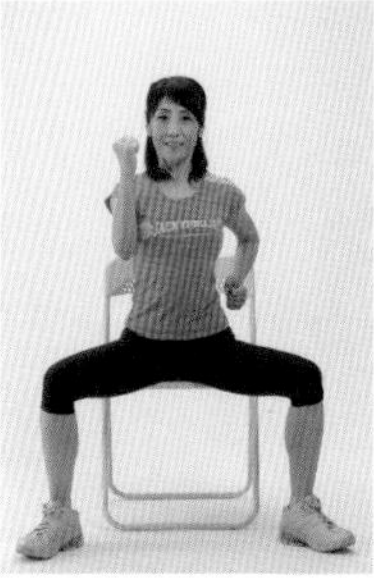

21

アウトインステップ
＋ステップニー

▼

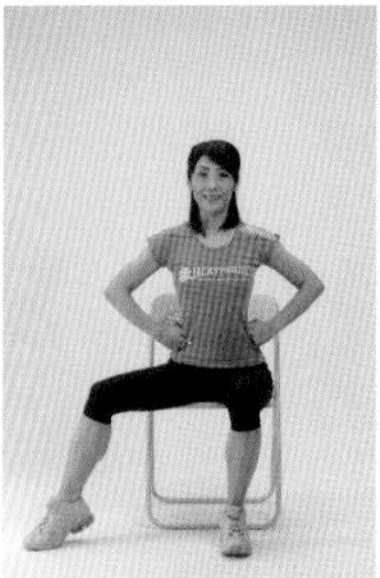

22

トライアングル
ステップ

▼

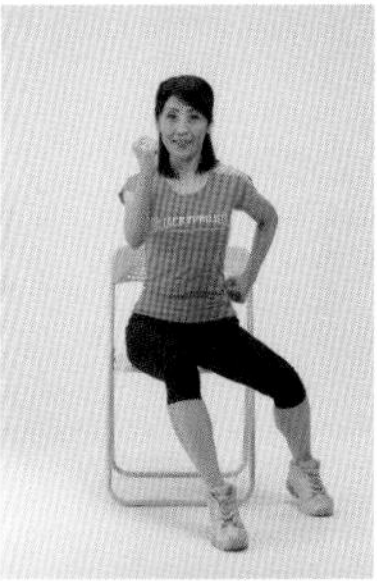

23

ボックス
ステップ

▼

筋トレ

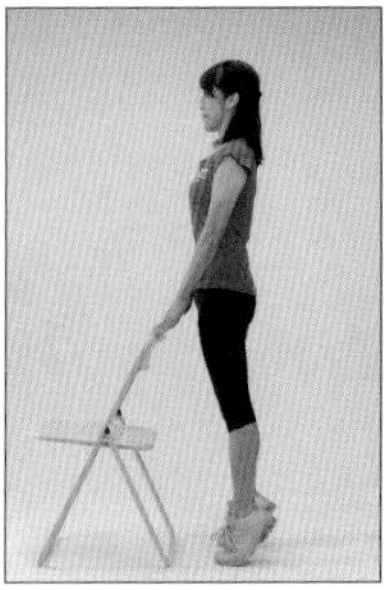

24

つま先立ち

▼

「すわロビ」の流れ

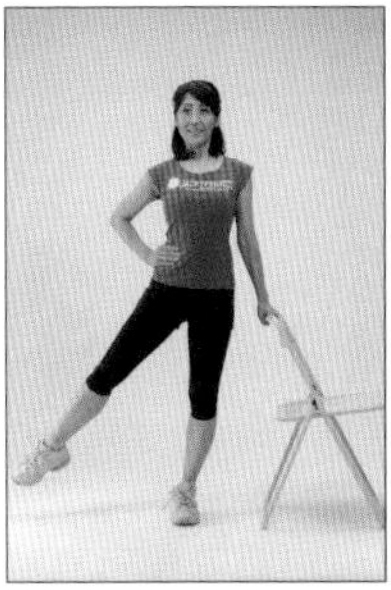

25
片足
バランス

▼

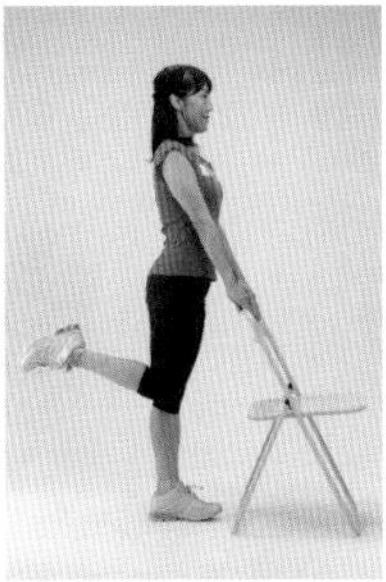

26
レッグ
カール

▼

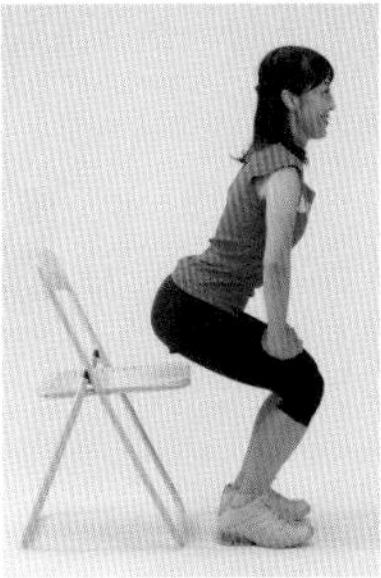

27
スクワット

▼

クールダウン

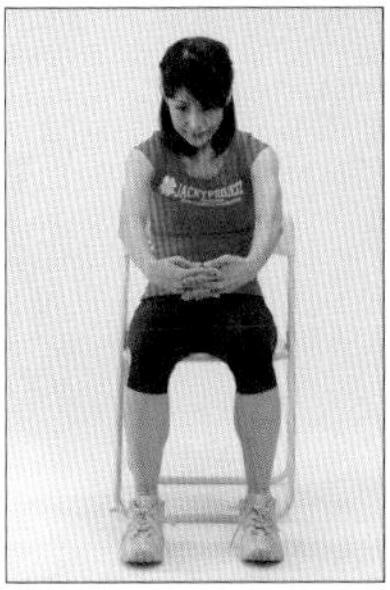

28
背中の
ストレッチ

▼

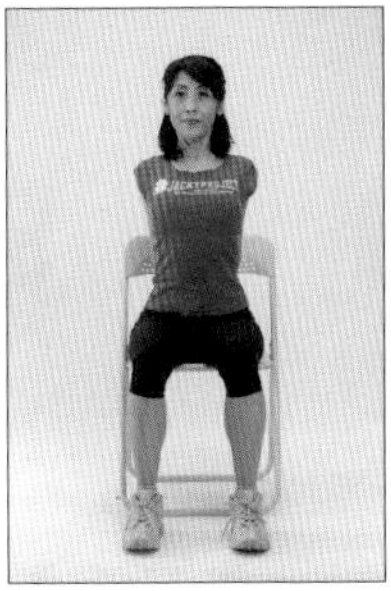

29
胸の
ストレッチ

▼

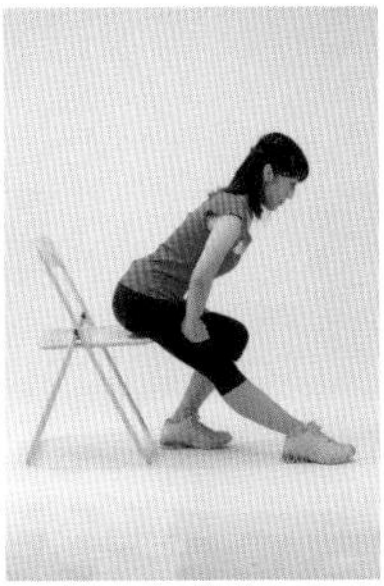

30
もも裏の
ストレッチ

▼

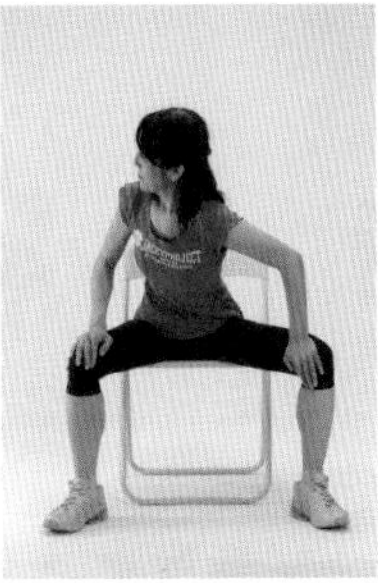

31
内ももの
ストレッチ

▼

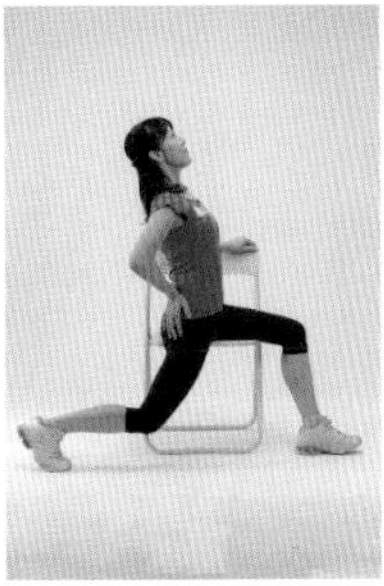

32
もも前の
ストレッチ

▼

動画で確認しながら
やってみましょう！

本書でご紹介している「すわロビ」は動画で確認いただけます。実際の動きを見ながら、一緒にやってみましょう！

https://www.publabo.co.jp/suwa

すわロビは、こんな方にお勧め

□ よろけてしまうことがある

□ 足腰が弱くなった

□ 足のむくみが気になる

□ 猫背が気になる

□ お腹や腰まわりが気になる

□ 太腿の筋肉が気になる

□ 脳トレ、若返りに役立てたい

□ 筋肉をつけたい

□ 脚力を強化をしたい

□ ストレッチで身体をほぐしたい

すわロビを実践している人の声

30m歩いたら立ち止まらなければ歩けなかったのに100m歩いても平気になりました。
（80代・女性）

体脂肪が減って、お腹まわりが痩せて、肩こり、腰痛が楽になりました。
（60代・女性）

股関節が動きやすくなりました。
（70代・男性）

簡単でしんどくないので楽しく運動が続けられています。
（80代・女性）

以前よりもバランスが取れるようになって、つまずきにくくなりました。
（70代・女性）

おかげさまで、2階に洗濯物を干しに行くのが楽になりました。
（60代・女性）

脂肪肝の数値が改善し、薬を飲まなくてもよくなりました。
（50代・男性）

この運動を始めてから、血圧も下がり、糖尿病の薬を減らすことができました。
（70代・男性）

荷物を持って歩くのが楽になりました。
（70代・女性）

体力もつき、運動するとよく眠れるようになりました。
（80代・男性）

体力がついて、歩ける速度が速くなりました。
（60代・男性）

背中の筋肉も動かせるようになって、姿勢がずいぶん良くなったように思います。
（60代・男性）

はじめに

私は、学校を卒業後、医学検査業（臨床検査の会社）を経て運動指導の道に入りました。

検査の会社には毎日あちこちの医療機関さんから、たくさんの検体（血液検査や尿検査、喀痰などの検査物）や、赤ちゃんが産まれたときの緊急検査の至急検体も救急車で運ばれて来たりしていました。

その会社では、企業様や団体様向けの検診部もあり、バスのような検診車でレントゲンや血液検査の採血、身体測定などもする健康診断も行なっていました。

私はその方々のたくさんのレントゲン写真を顧問ドクターに見てもらう担当をしたり、胸部レントゲン、血液検査データなどから要検査かどうかの判断をお聞きする係をしたりもしていました。

なかには、無症状なのに生活習慣病になっている方、内科疾患になっている方、胃潰瘍、十二指腸潰瘍のある方もいました。

そんななか、私自身が過労でしばらく入院することになり、がっくりと体力が落ちたとき、一から復活させてくれたのがフィットネスでした。運動で元気になり、調べていくと運動で病気の予防も改善もできる。在職中に勉強をし始め、当時の会社の上司がとても理解のある人で、「君が将来そちらの道へ行くなら勉強しなさい」と言ってくださり、会社員でありながら勉強を進め、レッスンも始め、退職後本格的に運動指導者になり、すでに指導歴は30年を超えました。

新型コロナにより、緊急事態宣言が出て多くの方が外出自粛を余儀なくされ、在宅ワークやオンライン授業、高齢者は病院に行くのも控え、たくさんの方が生活不活発になり、体調を崩したり、体力低下、筋力低下、なかにはうつ病になりかけたという方もいました。

そういった方々のお役に立てたらと思い、本書では、体力のない方や高齢者の方、足腰に不安のある方でも、自宅でできる運動をご紹介しています。

座ったままできる筋肉の運動や脂肪を燃焼させたりする有酸素運動なので、脂肪燃焼や心肺機能の維持向上、筋力強化を期待できます。

簡単で、無理なく、やさしく動く運動で、左右を考えながら動かしていきますので、認知症予防にもつながります。

身体を動かす運動は認知症予防になるという科学的データもあり、運動している人のほうがしていない人より認知症発症率が低いというデータもあります。

実は認知症は40歳代から発症していて、目に見えてわかってくるのが70歳代ぐらいからが多いと言われています。

本書でご紹介する運動は、関西の病院やクリニックなどの医療機関内の高齢者運動教室や公共施設、スポーツクラブ内教室などで、現在８００名近くが実践されています。

２０１９年度スポーツ庁助成事業として80名ほどの高齢者さんに行った

ところ、アンケート調査では83％以上の方が続けたいとお答えいただいています。

この運動を行うと、肩こりや腰痛改善、お腹がスッキリしたり、運動不足の解消、生活習慣病の改善、肥満の解消、糖尿病や高血圧症、脂質異常症など生活習慣病の改善、歩く、立つ、普段の生活が楽になり、認知症の予防にもなります。

機能解剖学を考慮し、筋肉の向きに合わせ、身体に無理なく動ける方法で、より効果的に筋肉を動かせ、食べたカロリーを消費できるように、脂肪燃焼や心臓や肺の機能の向上もできる有酸素運動を取り入れています。

無理せず、頑張りすぎず、その日の体調に合わせて行っていただけたらと思います。

著者

CONTENTS

Chapter 1

ウォーミングアップ

Chapter 2

エアロビクス

CONTENTS

Chapter 3

筋トレ（レジスタンストレーニング）

Chapter 4

クールダウン

Chapter 1

ウォーミングアップ

運動を始める前の注意点

食事は摂りましたか？

毎朝飲むお薬は忘れていませんか？

血圧が高い方は運動を始める前に血圧を測りましょう。収縮期血圧１８０ｍｍｈｇを超えるようなら運動は中止、１６０ｍｍｈｇ以上は要注意と覚えておきましょう（ＡＣＳＭ：アメリカスポーツ医学会では１６０ｍｍｈｇを推奨しています）。

普段より血圧が高い場合は、無理せずお休みしましょう。

体調が良好で、血圧にも問題がなければ、補給する飲み物を用意し、お部屋の温度を整え、足元に転がっているモノはないかを確認してから始めてください。

ウォーミングアップ

運動の効果を上げるためにも、怪我を予防するためにも、ウォーミングアップはとても大切です。

軽くストレッチを行ったり、筋肉の温度を少し上げておくことによって、筋肉や関節が動きやすくなったり、可動域が広がることで、より筋肉が引き締まりやすく、消費するカロリー数も増えます。

冷えた筋肉は動きにくく、温めることによって収縮もしやすくなり、筋肉が突っ張ったりすることも、関節への負担も減ります。

筋肉を伸び縮みさせるためにはエネルギーが必要です。人間は、食事をすることでエネルギーを得て、身体を動かしたり、内臓が働いたり、脳が働いたりしています。

食べたもののエネルギーが少ないと筋肉から栄養を摂ってしまうので、食べないダイエットはお勧めではありません。

筋肉が多いとエネルギーを使うところがたくさんあるわけですから、筋肉が多い人ほど、消費するエネルギーが多いということになります。

1回立って座るだけでも、筋肉の多い人のほうが消費するカロリーも多いのです。

太りにくい身体を作りたい方は、筋肉量を増やすのがお勧めです。

有酸素運動で脂肪を燃焼し、筋肉トレーニングで筋肉を増やす、または筋肉を維持し活性化するだけでも運動効果は上がります。

私が指導していた方で、20キロ減量をした主婦の方も、最初は筋肉が硬く動きにくい状況でした。

少しずつ、無理のない気持ちが良い程度のストレッチと、筋肉をほぐすような動きをすることで、弾力のあるエネルギー消費しやすい筋肉に変えて、体脂肪を減らし、筋肉量が増えたことによって、より痩せやすい身体を手に入れ、リバウンドしにくい身体になりました。

運動の効果を出すためには、

①無理のない運動
②バランスの取れた食事
③質のよい睡眠

の3つが大切です。きつい運動は続きません。一時的に痩せるより、適度に長続きできる運動で、継続的に楽しく運動をしましょう。

20キロ減量した方も、「こんなに楽しく痩せられるとは思いませんでした。きつい食事制限もしなかったし、今までのダイエットは何だったんだろう？」と最後におっしゃいました。

座ったままできる『すわロビ』は、動き回るスペースがなくても、いつでも行えます。

毎日少しずつ、もしくは1日おきに、普通に歩く速さ程度のゆっくりめの音楽をかけ、楽しく運動をしてください。

⓪椅子のセッティング

正しい座り方

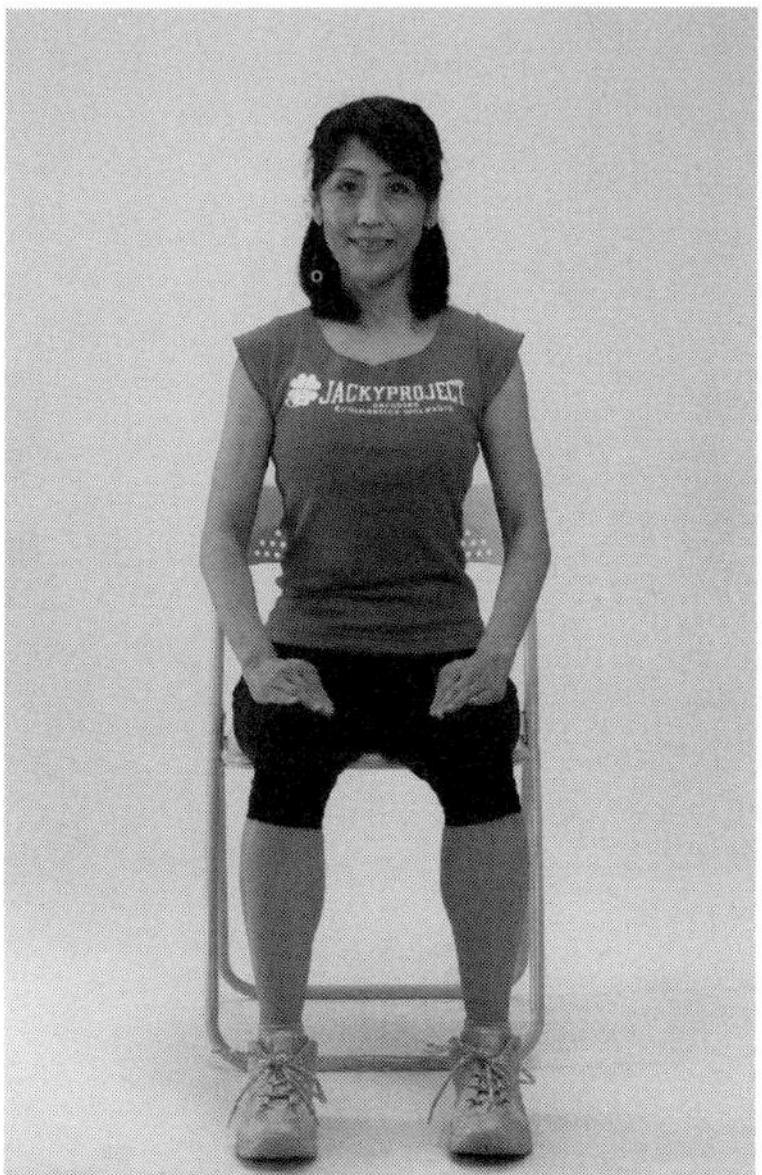

足は肩幅に合わせ背筋を伸ばして、正しく座りましょう。

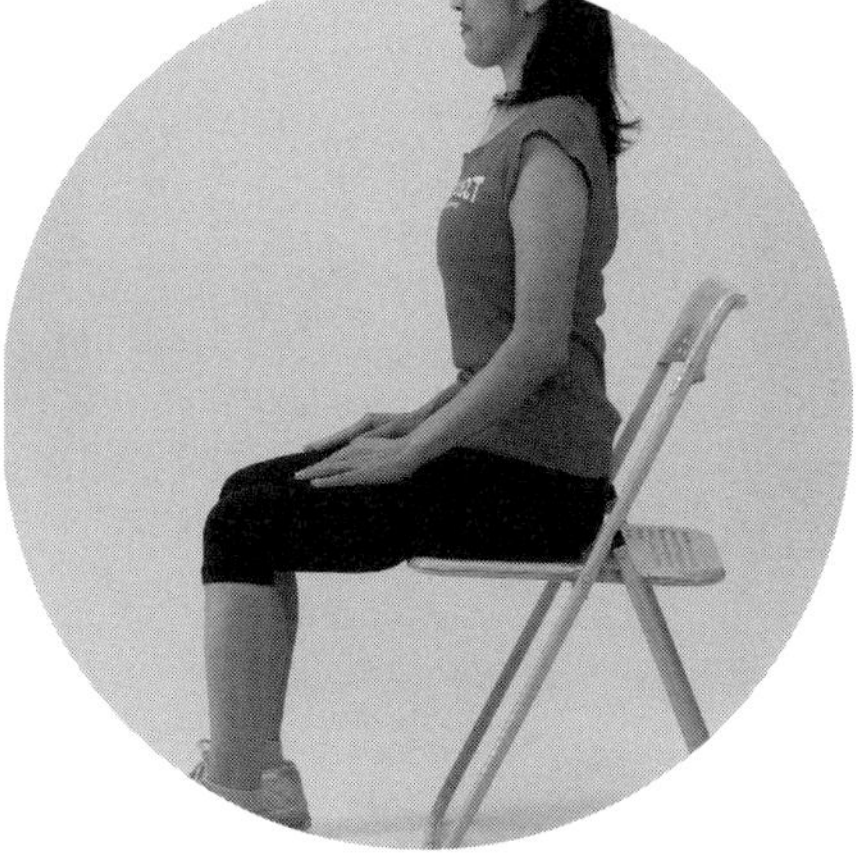

横から見ると…

これはダメ！

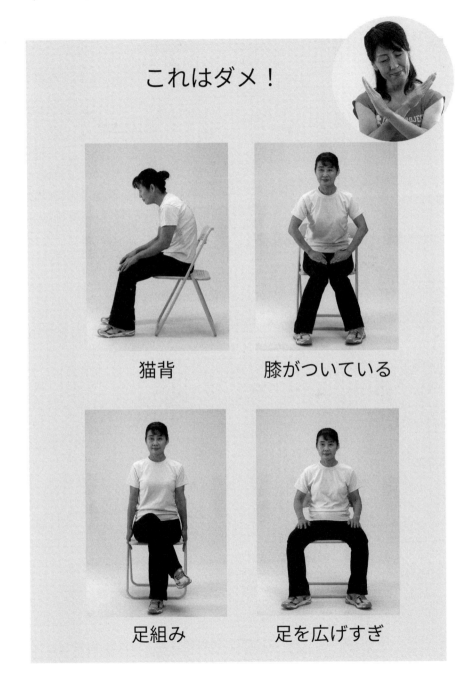

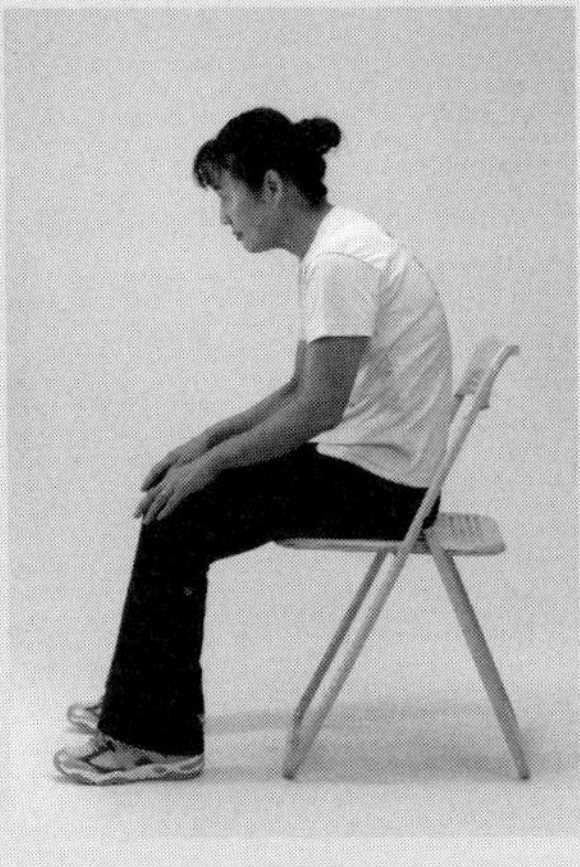

猫背

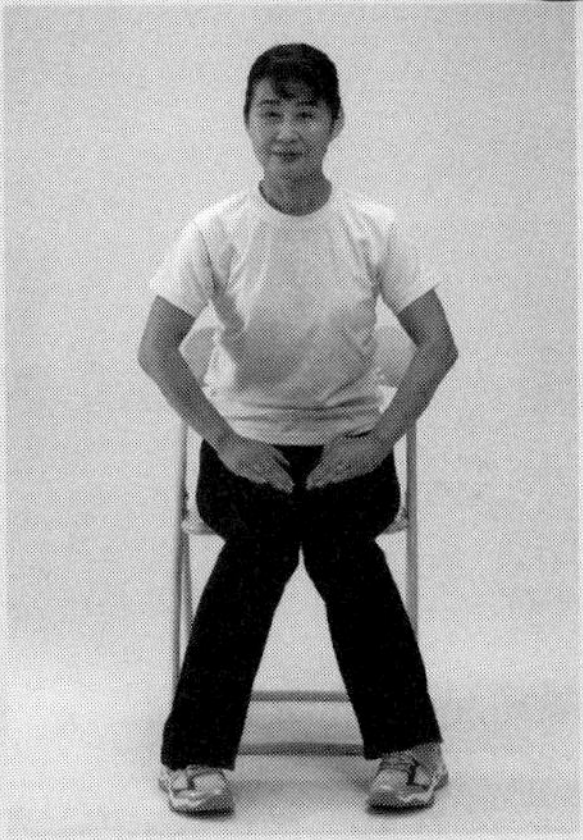

膝がついている

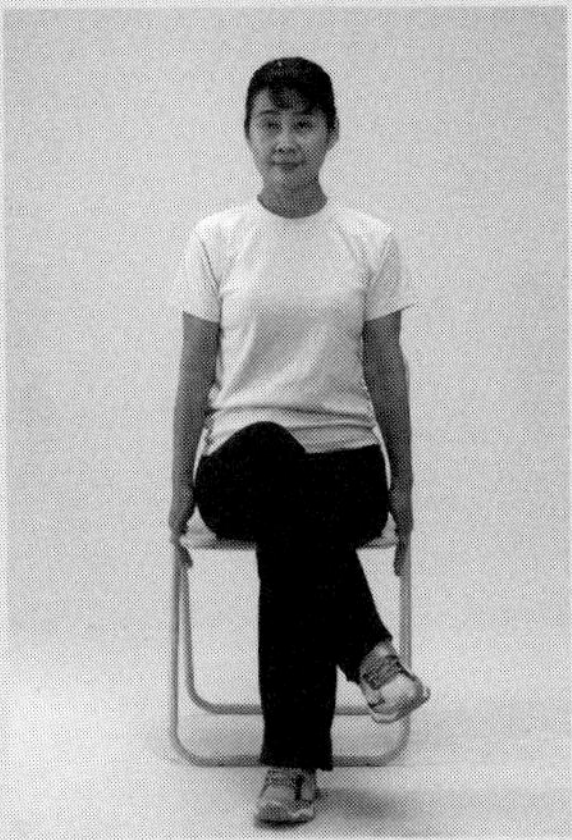

足組み

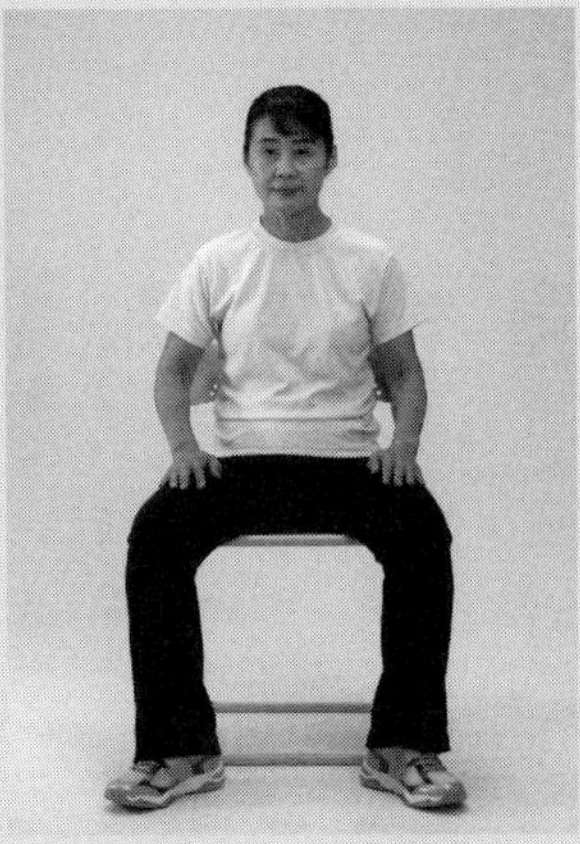

足を広げすぎ

① 深呼吸

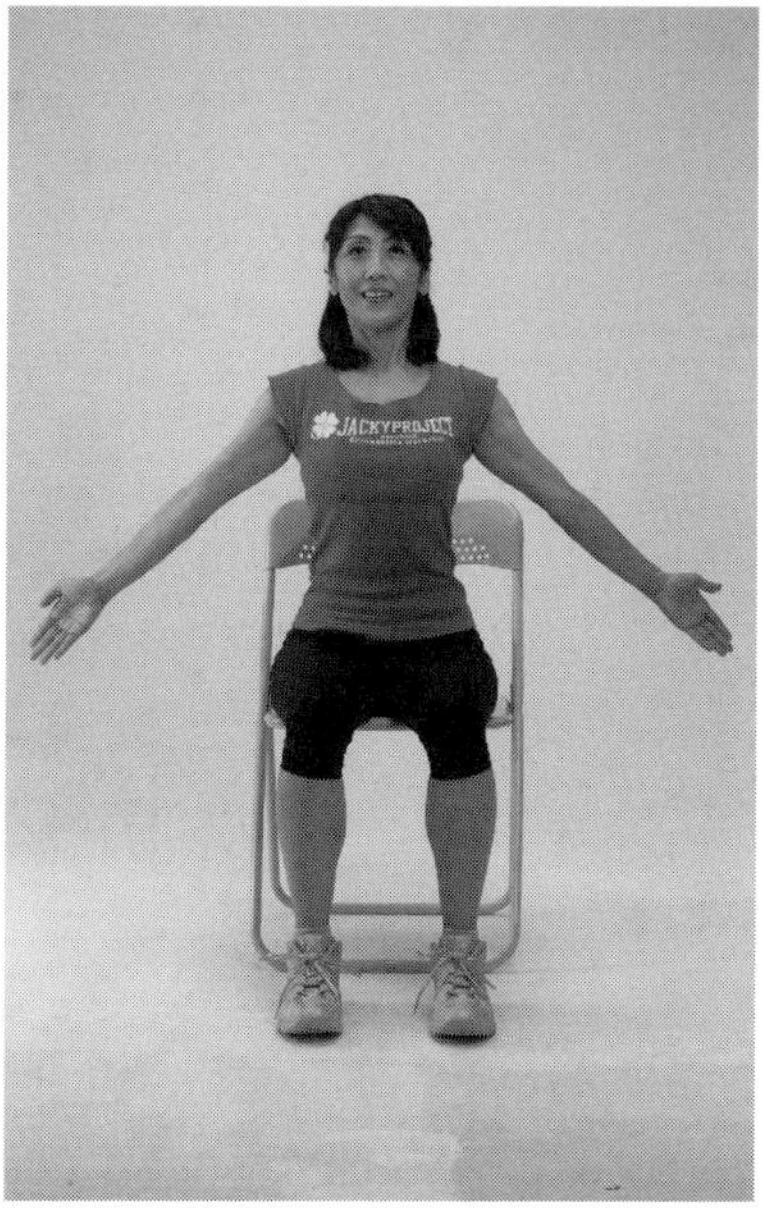

胸を開くイメージで両手を広げて、息を吸います。

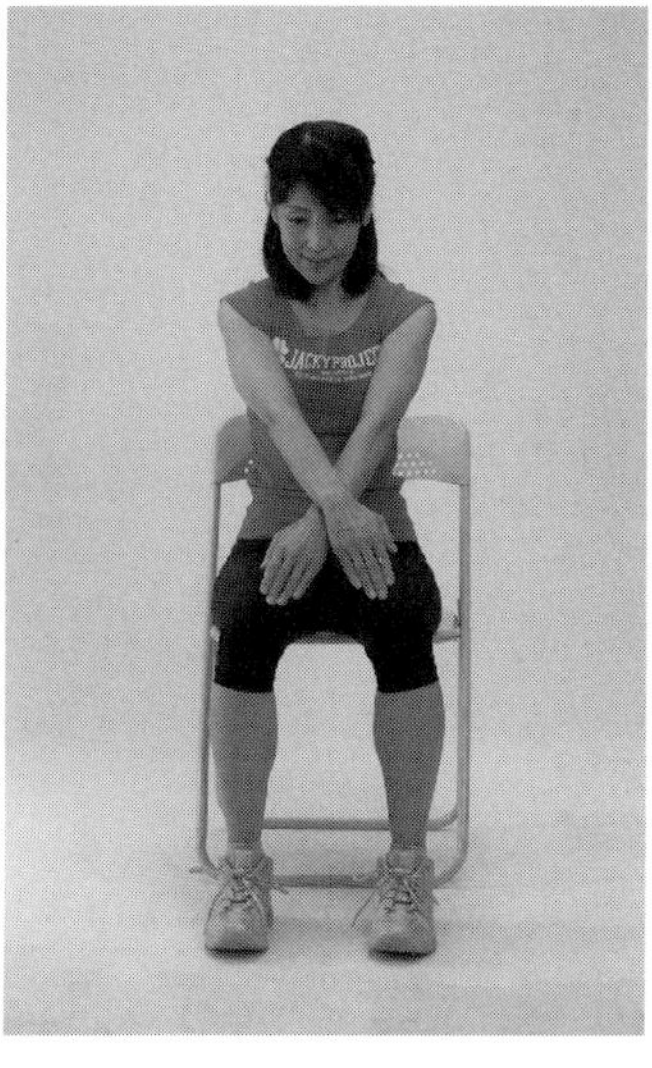

両手を体の前でクロスさせ、ゆっくりと息を吐き出します。

②背中のストレッチ

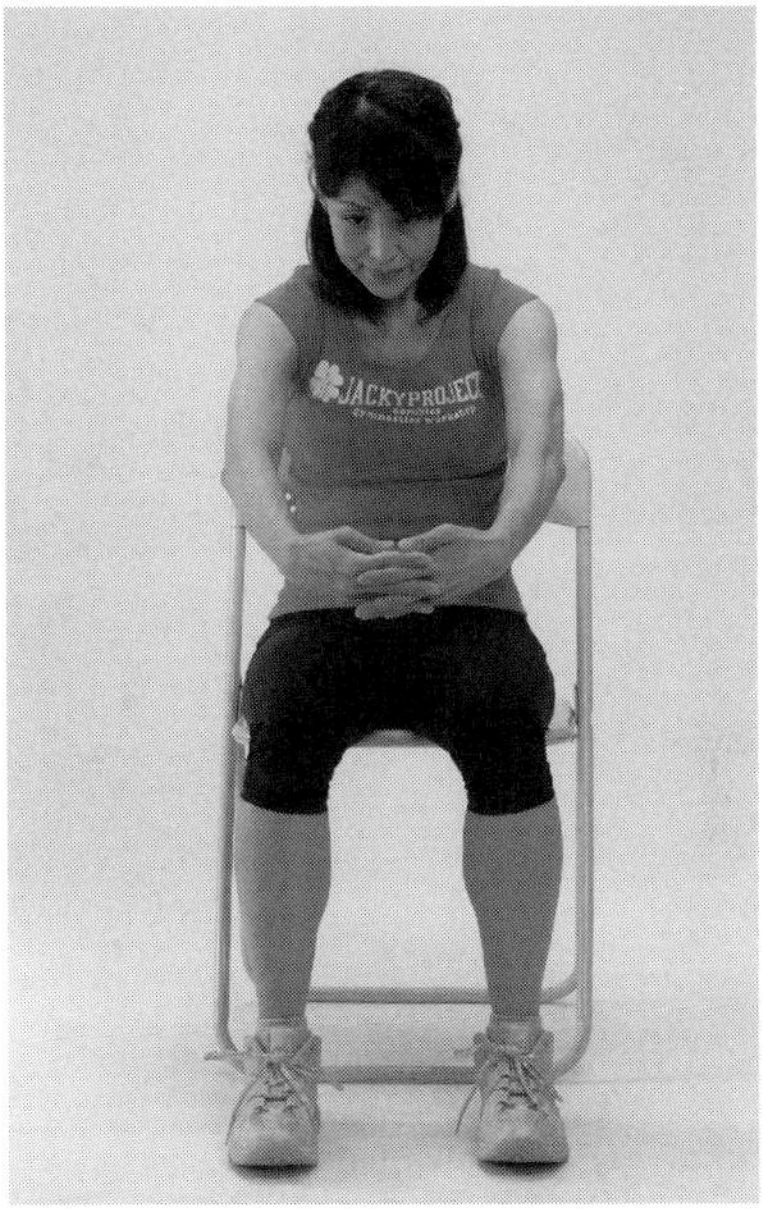

背中を丸くするイメージ。

背中がお尻よりも後ろになるようにするのがポイント。
背中を丸くすることでストレッチがかかります。

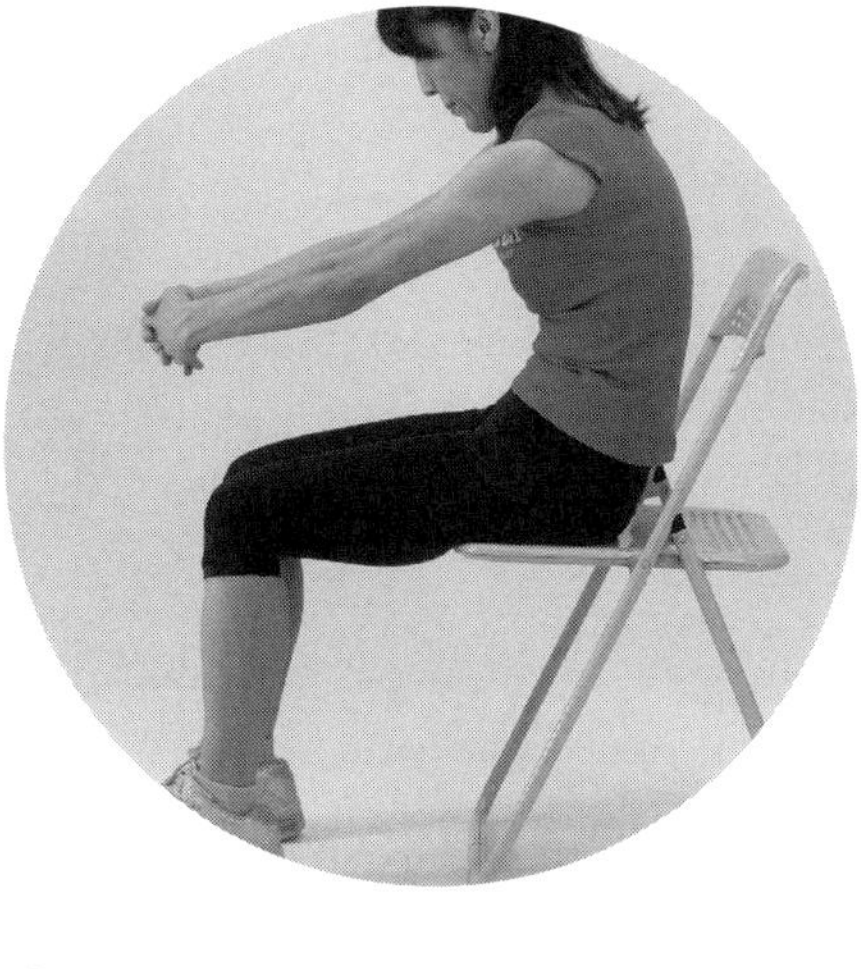

横から見ると…

③ 胸のストレッチ

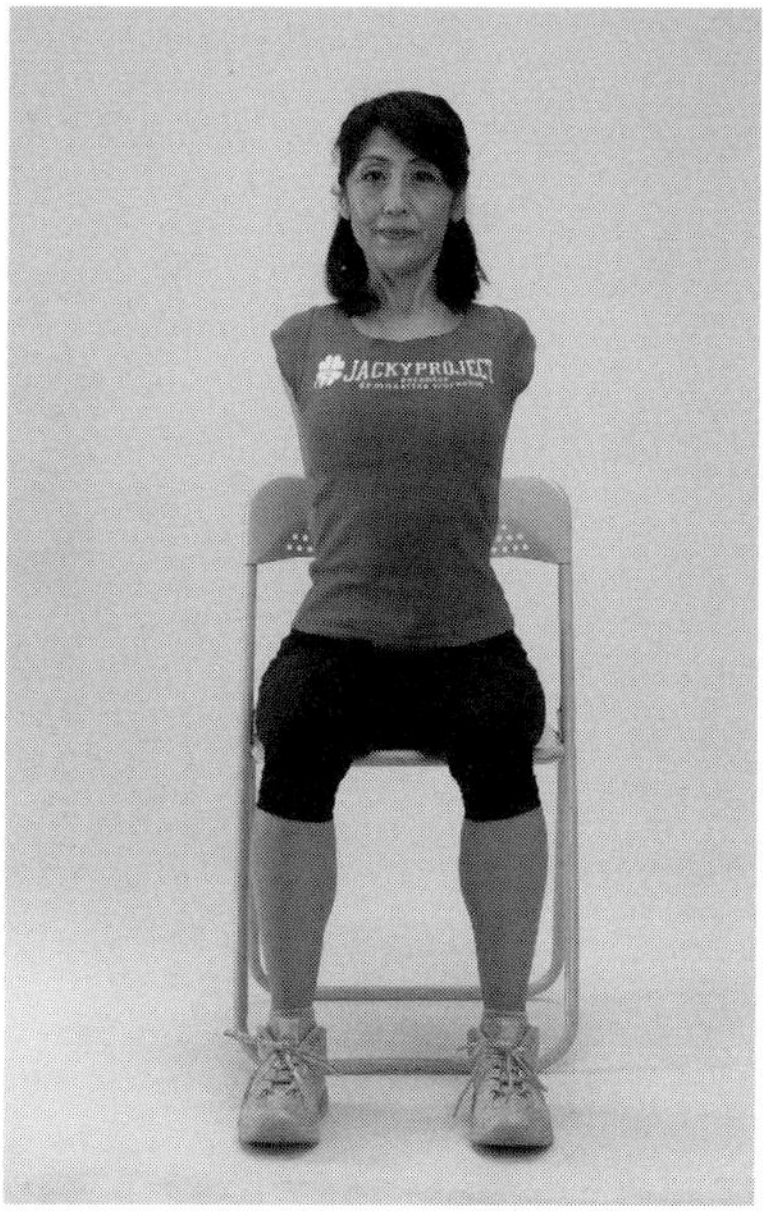

体の後ろで手を組んで、胸を張ります。腰だけ沿ってしまったり、手を上げすぎないように注意しましょう。

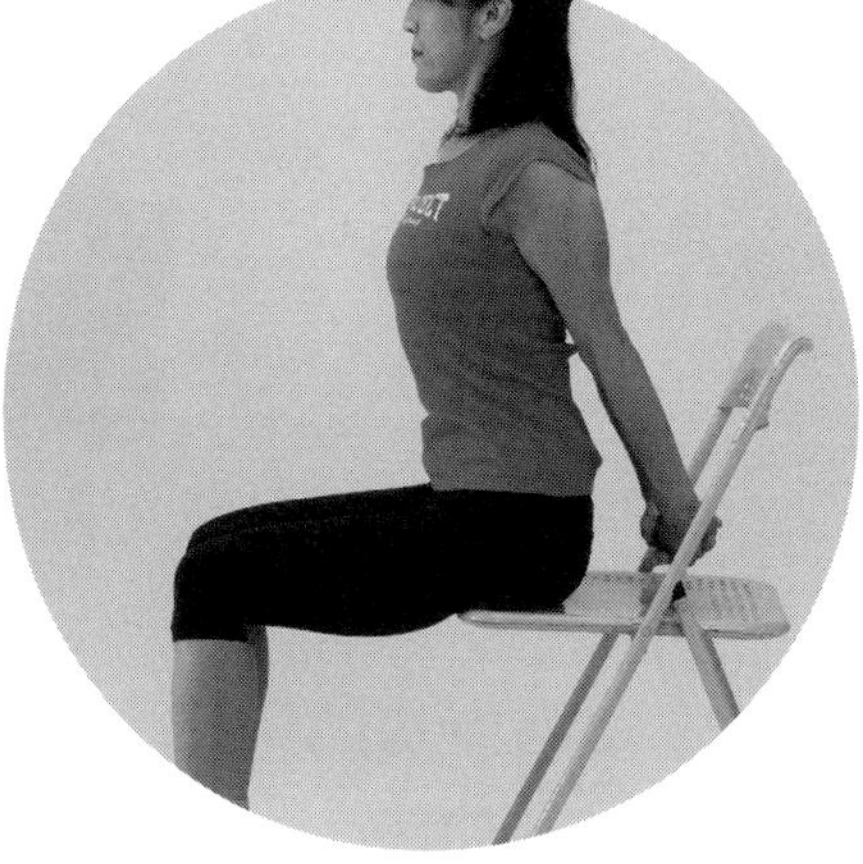

横から見ると…

④ 肩の上げ下げ

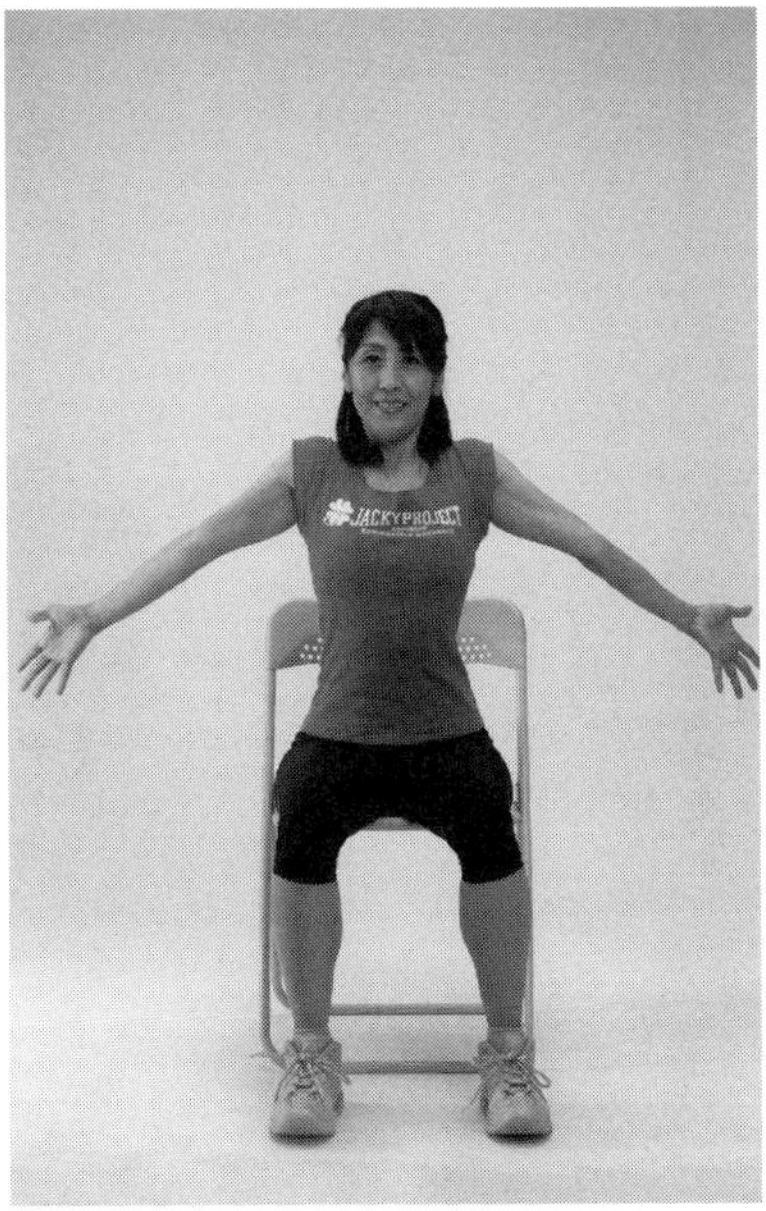

足は肩幅に置いて、
肩を上げます。

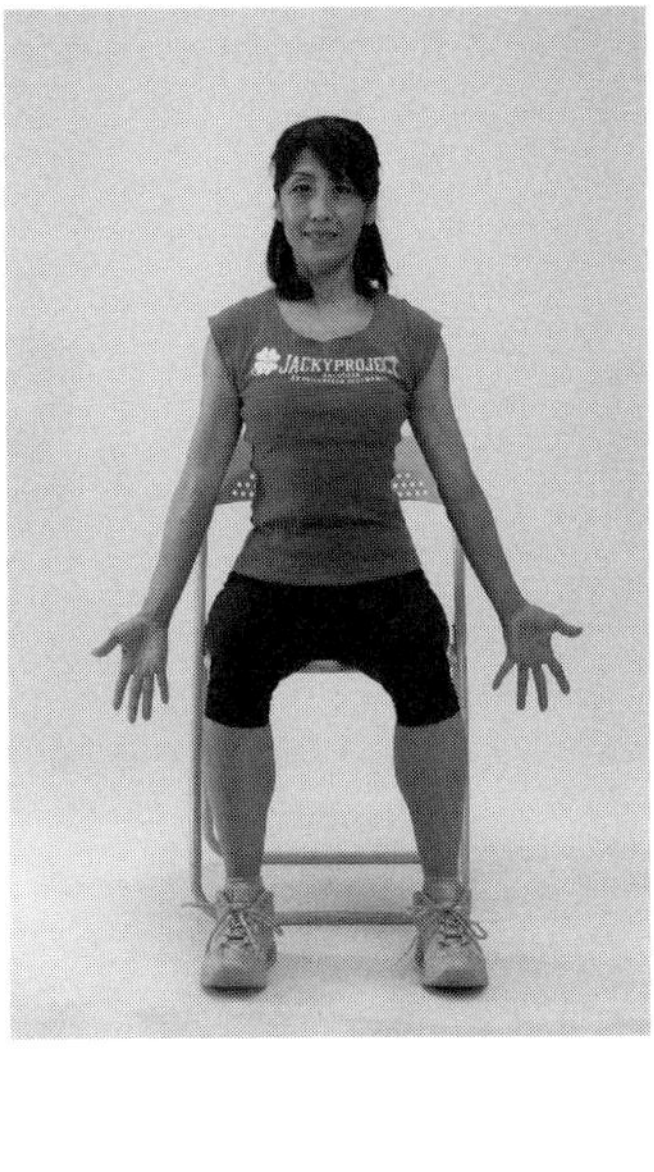

首を長くするイメージ
で肩を下げます。

⑤ 肩まわし

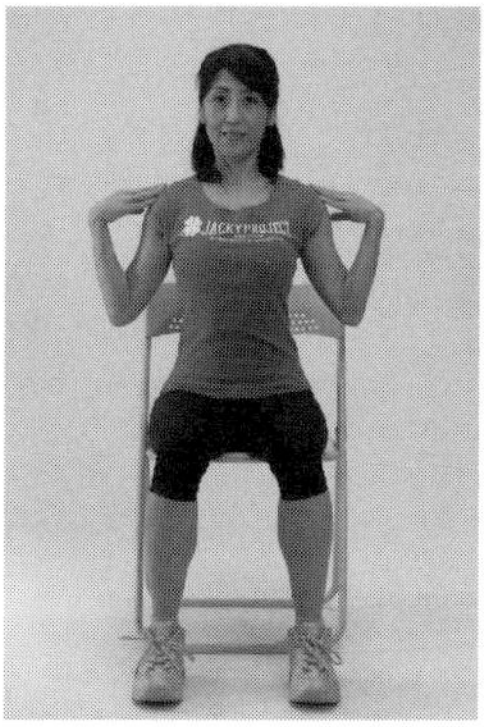

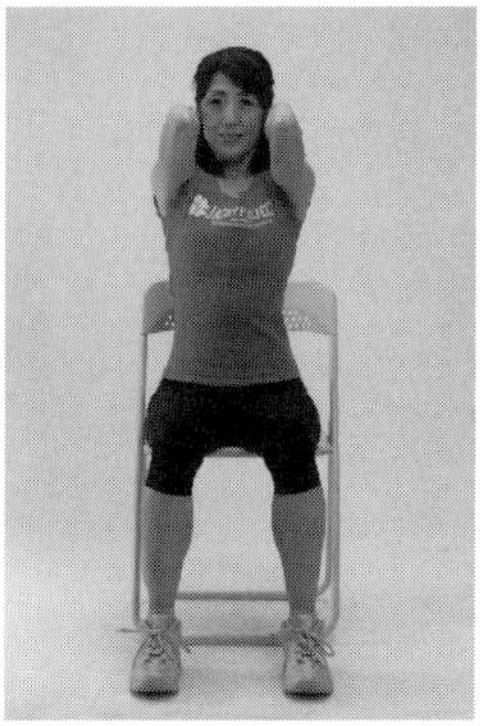

肩に手を乗せて
肘をまわすよう
に、前まわし、
後ろまわし。
足は肩幅で置い
ておきます。

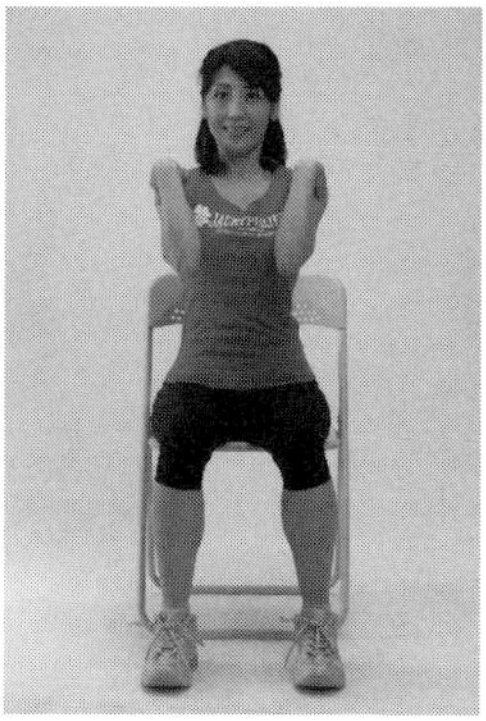

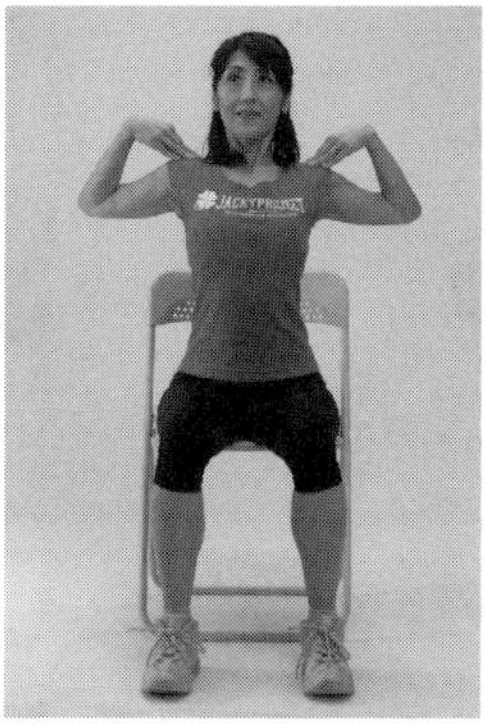

運動が体と脳に良い効果をもたらす！

高齢者であっても運動をすると身体や脳に効果が出ることは、多くの論文やデータが出ています。

いくつになっても運動をすることで病気の予防や改善を期待できるのです。

私のまわりでは、運動を行ったことで、糖尿病の数値が良くなった方、血圧が下がった方、歩ける距離が伸びた方など、とても良いお声がたくさん出ています。

現在、新しく生活習慣病の高齢者の運動の効果を研究していますが、自己効力感、不安などの心の改善、体力の改善など、様々な良い影響が見えてきています。

運動不足で身体が凝り固まってしまったり、体力が低下すると、生活そのものがしんどくなりますよね。

楽しく快適な生活を送るためにも、ぜひ運動を行ってみてください。

少し動くだけでも、身体が温まり、筋肉もほぐれ、冷え性の予防や改善、日常の動作も楽になってきますよ。

認知症は40代から徐々に発症すると言われており、目に見えて表に出てくるのは高齢になってからですが、運動は認知症の予防にもつながります。

仕事の休憩時間などに軽く動くことによって、仕事もはかどっていきます。

Chapter 2

エアロビクス

エアロビクス

『すわロビ』は、イスに座ったままできる簡単なエクササイズです。

脂肪燃焼ができる有酸素運動や、筋肉を強化できる運動も座ったまま行えるものがあり、職場や自宅、イスのある場所なら、年齢を問わず行っていただけます。

年齢を重ねると、筋肉が衰えますが、心臓が衰えてくると、少し動いただけで息切れがしたり、階段や坂道が登りづらくなります。

このようなことにならないように予防が大切です。運動は病気の予防や老化に伴う体力の低下も予防できます。

エアロビクスは、アメリカの運動生理学者、ケネス・エ・クーパー博士が、1967年、アメリカ空軍で「有酸素運動」のプログラムとして提唱され、当時は宇宙飛行士の心肺機能トレーニングプログラムの一環として開発したものです。

有酸素運動の効果は様々な実験データから多くの論文も出ており、科学的な根拠に基づき医療機関内の運動プログラムにも取り入れられていて、動作の選択により、難しいものや簡単なものなど、様々なステップや手の動きもありますが、本書では、簡単な動きや少しチャレンジできるものもご紹介しています。最初はできなくても、笑ってごまかしながら楽しんで取り組むことにより、脳も活性化し、少しずつできるようになります。

運動は楽しく行うと続きやすく、週に1回から、慣れてきたら週に2回など、無理なく行ってください。

間違ってしまうのはまったく問題ありません。できないことにチャレンジしたり、新しいことに取り組むと、脳も活性化されることがわかっています。

ステップは、まず足の動きを優先に練習し、余裕があれば手の動きをつけるほうが簡単に行えます。左右が逆になってしまっても構いません。

本書では、右と書いてあるのもは、皆さんと同じ右の動きを載せています。ゆっくり、楽しんで行ってくださいね。

⑥お腹締め

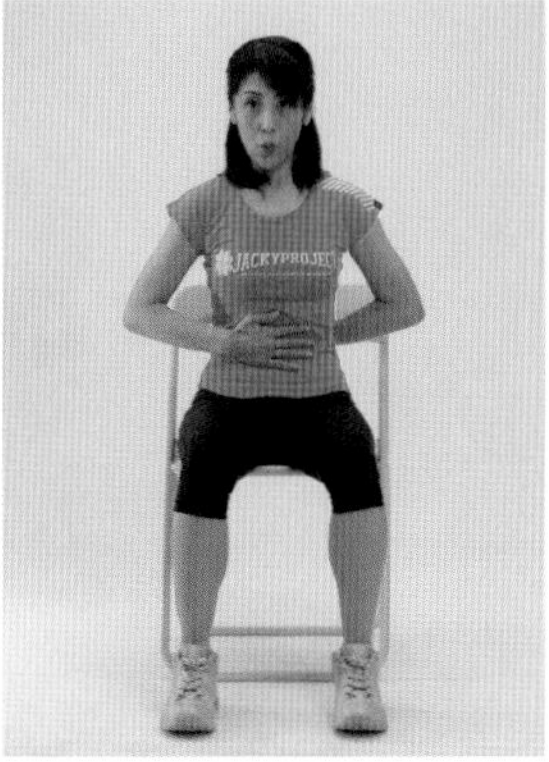

おなかを薄くするイメージで、ゆっくりと息を吐きます。

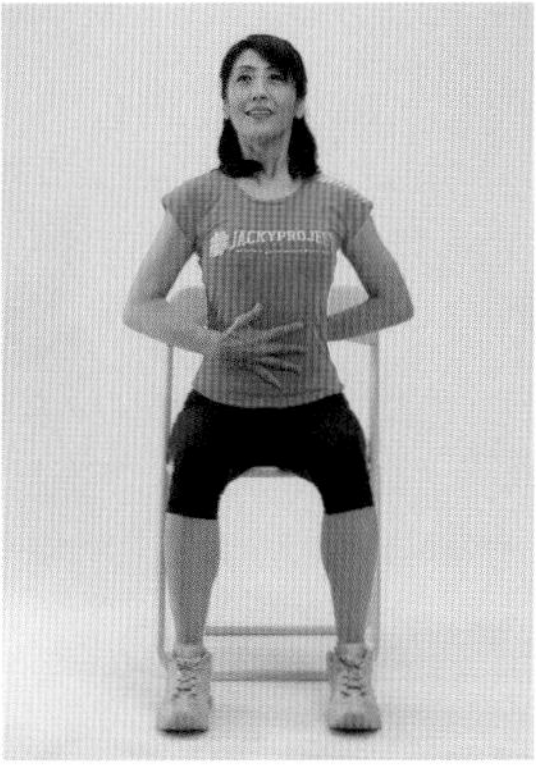

息を吐ききったら今度は、ゆっくり息を吸います。

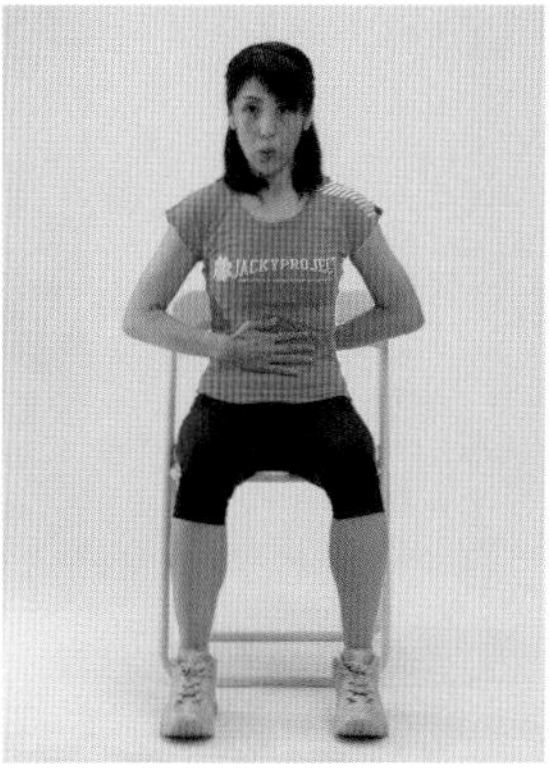

吐きます。

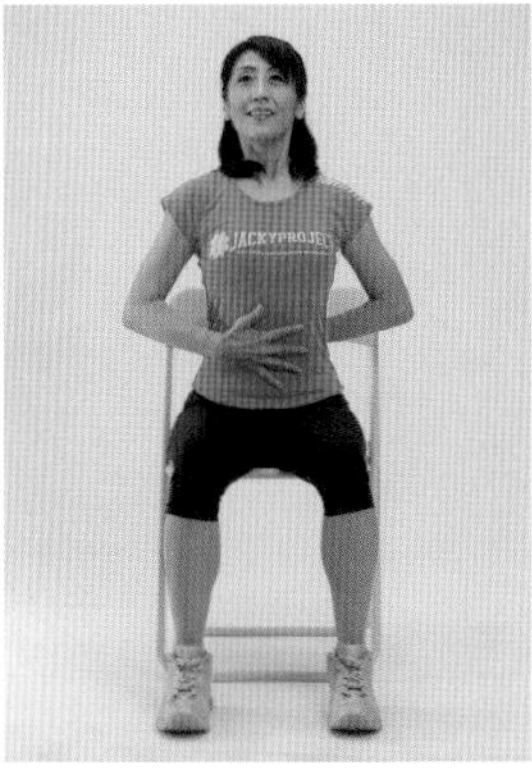

吸います。

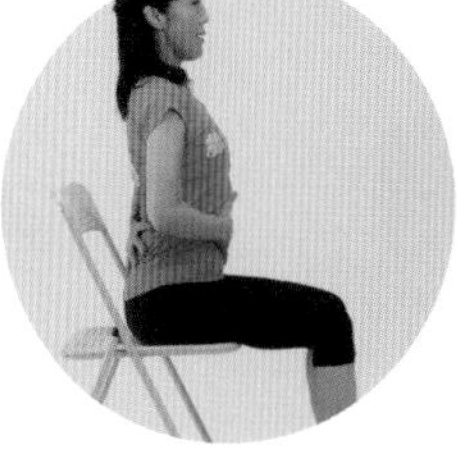

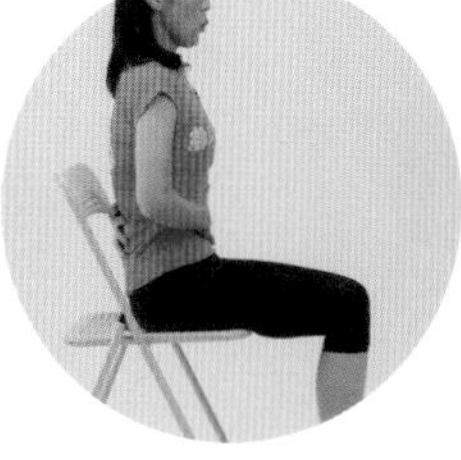

横から見ると…

左：息を吐いています。
右：息を吸っています。

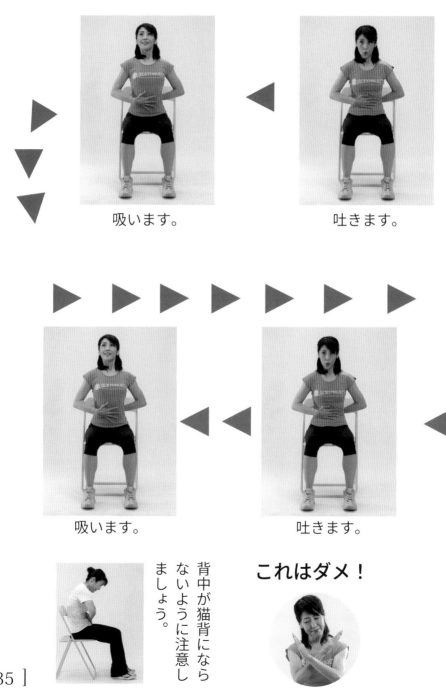

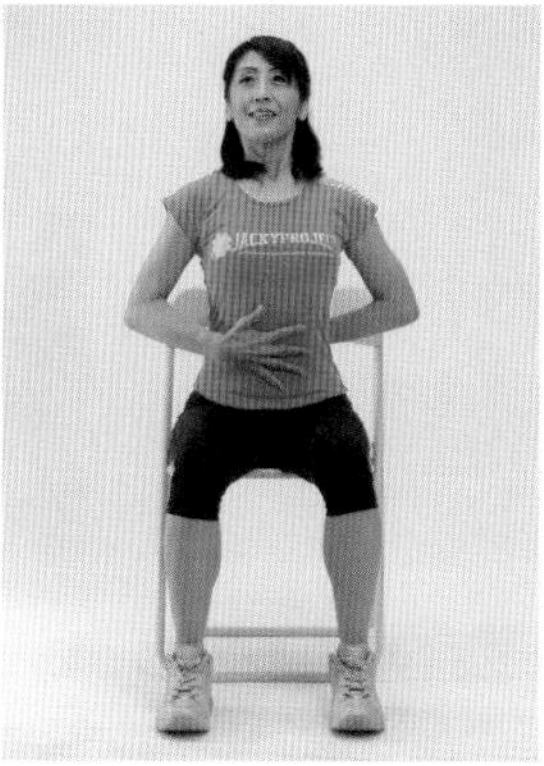

吸います。

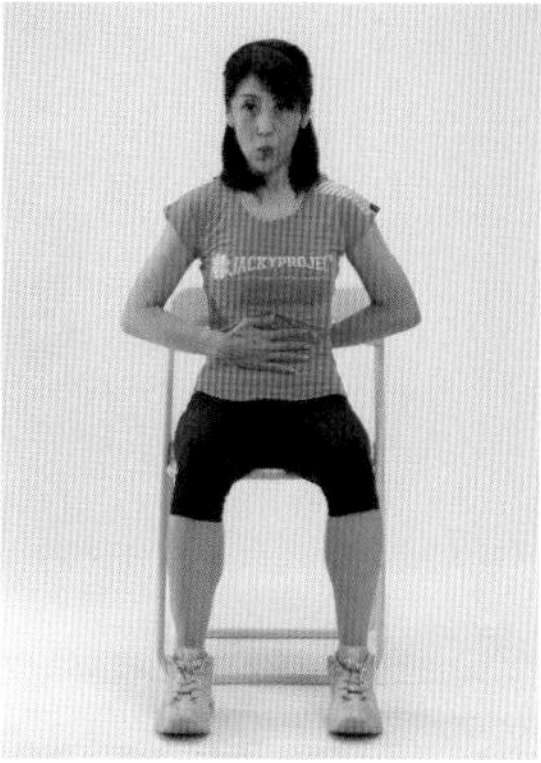

吐きます。

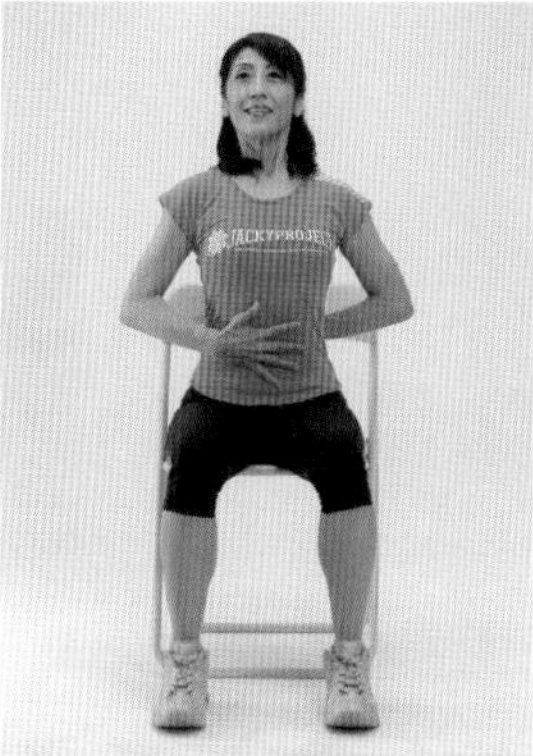

吸います。

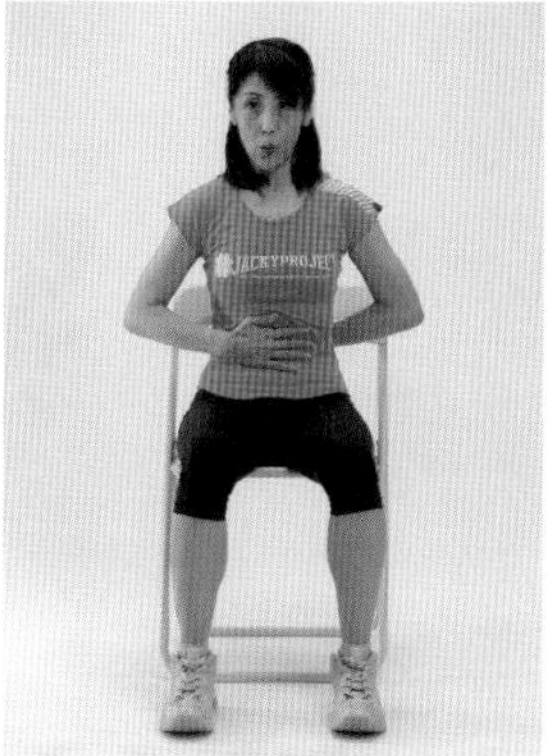

吐きます。

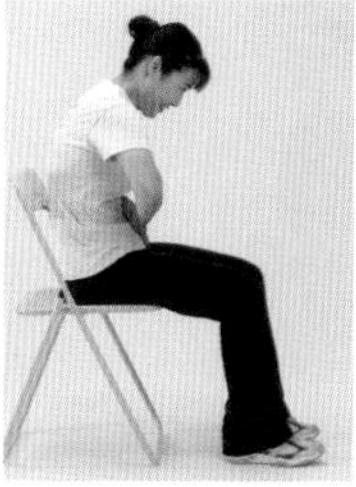

背中が猫背にならないように注意しましょう。

これはダメ！

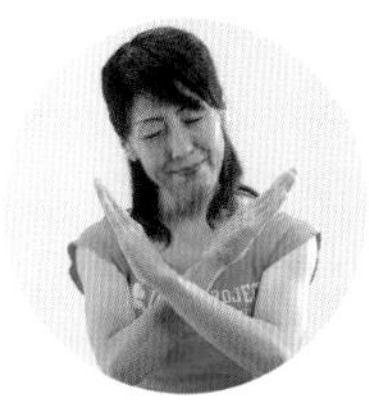

⑦ 脇腹伸ばし

この動きを4回繰り返します。

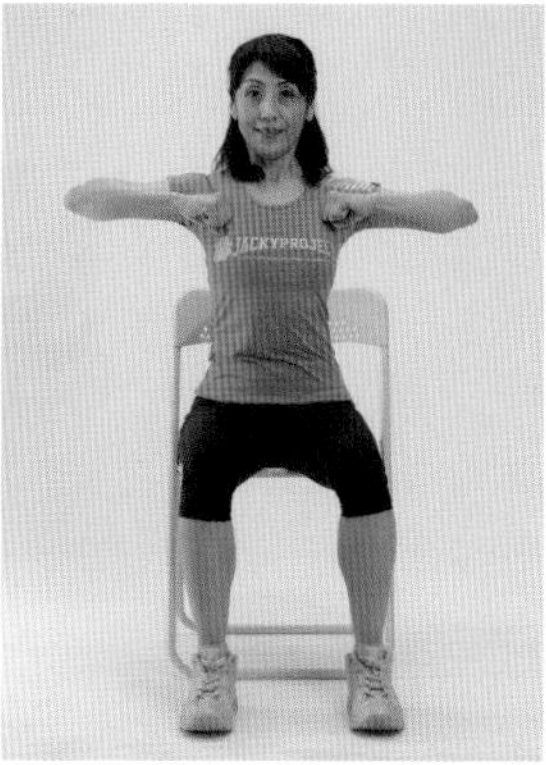

両手を曲げたまま肩の高さまで上げます。

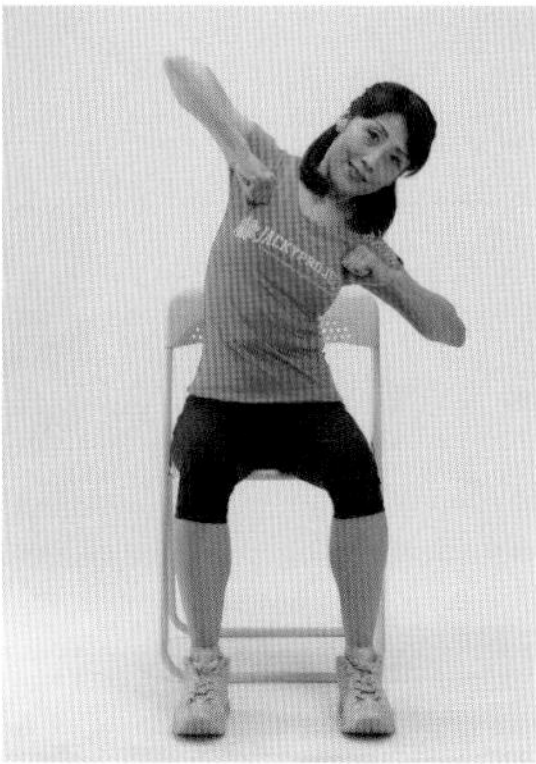

右肘を上げます。

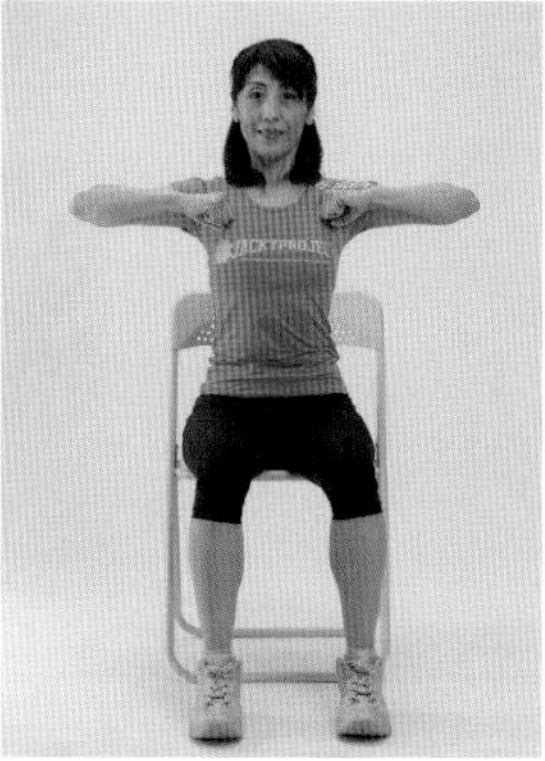

左肘を肩の高さに戻します。

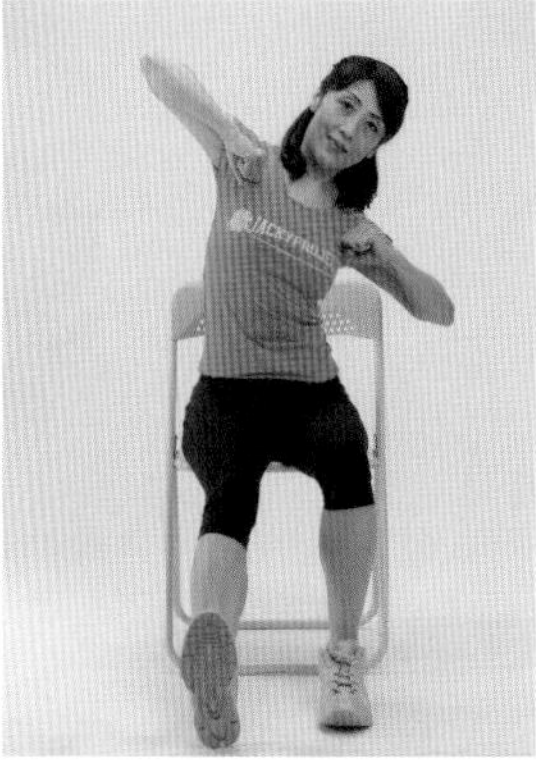

右肘を上げたのに合わせ、右足を前に出します。

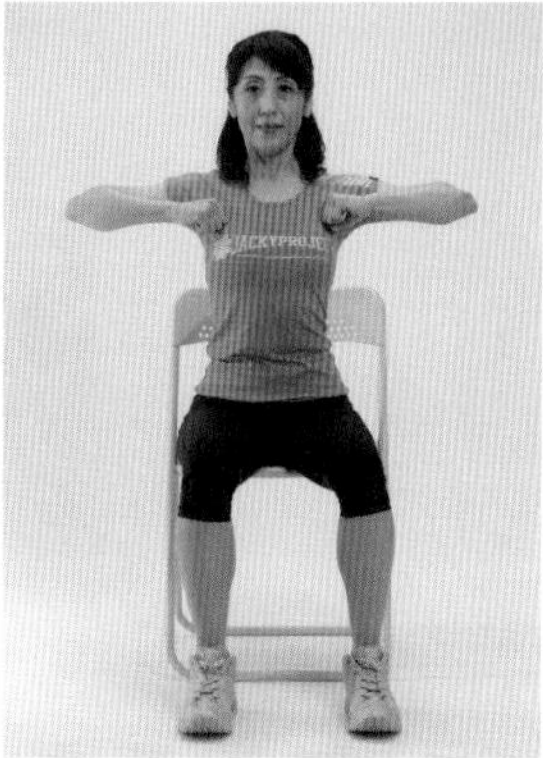

右肘を肩の高さに戻します。

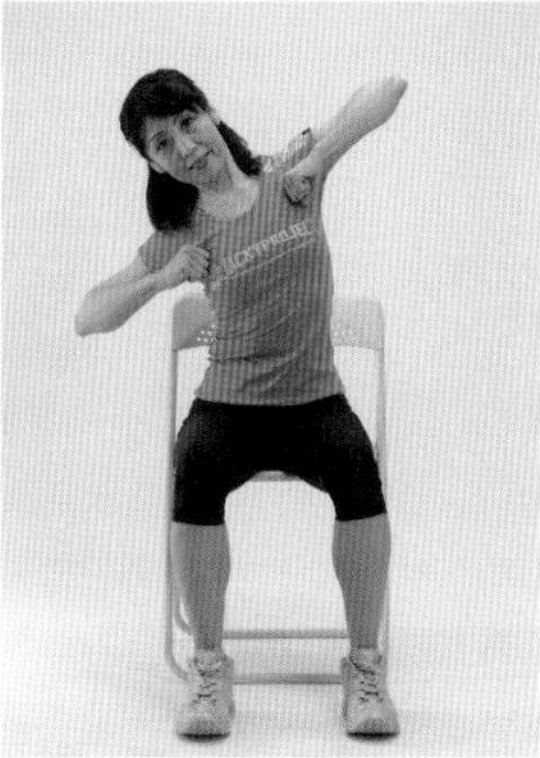

左肘を上げます。

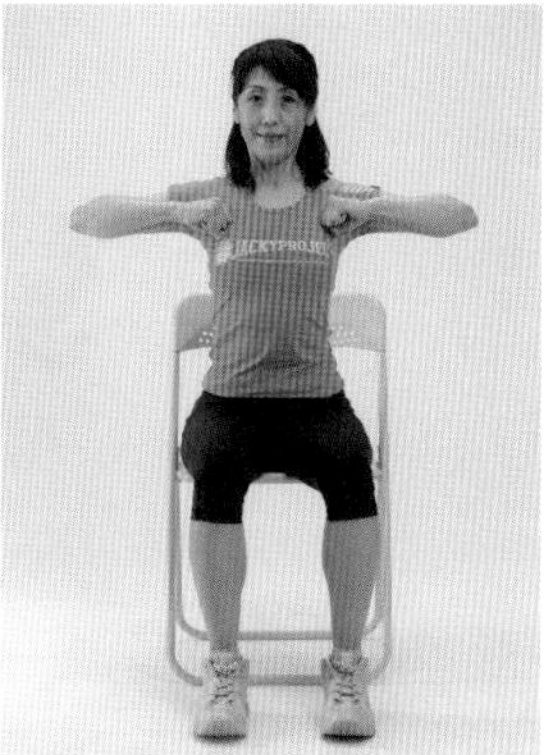

もとに戻ります。

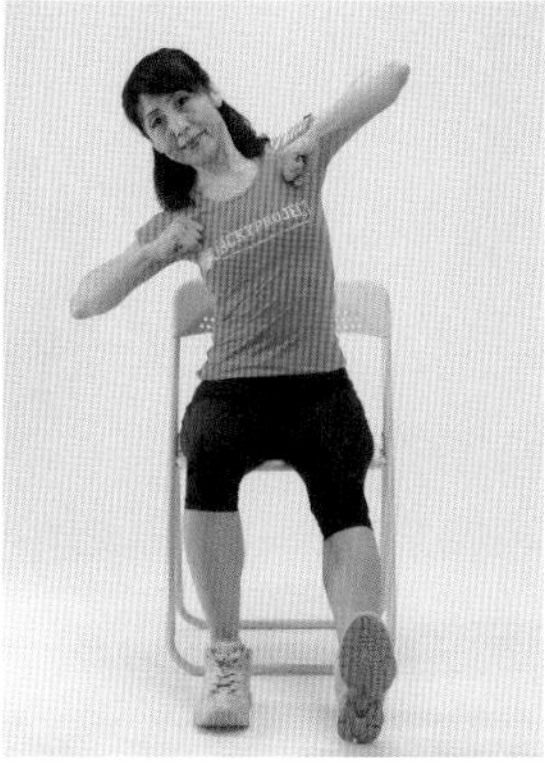

左肘を上げたのに合わせ、左足を前に出します。

これはダメ！

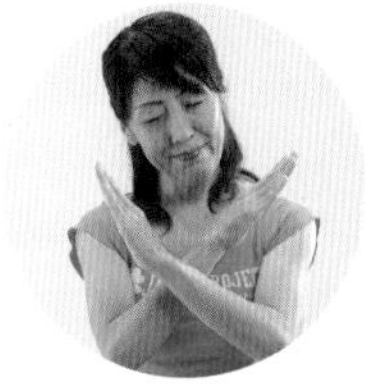

肘を上げたときに、背中が猫背にならないように注意！

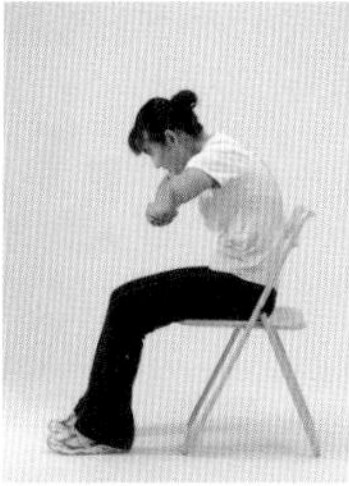

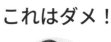

⑧ 脇腹ねじり

この動きを4回繰り返します。

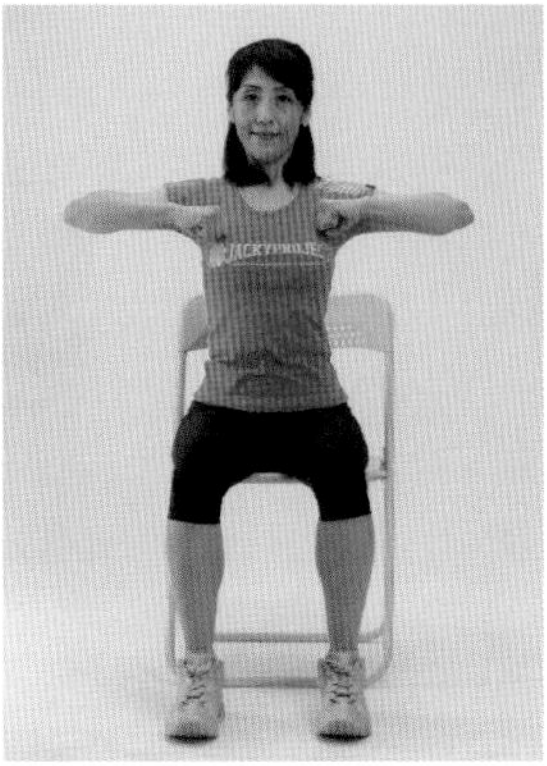

両手を曲げたまま
肩の高さまで上げ
ます。

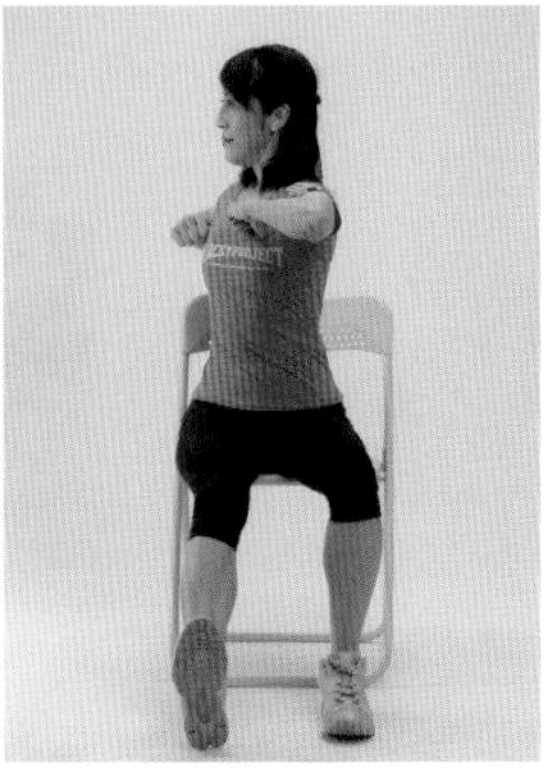

上体を右にひねり
同時に右足を前に
出します。

応用編

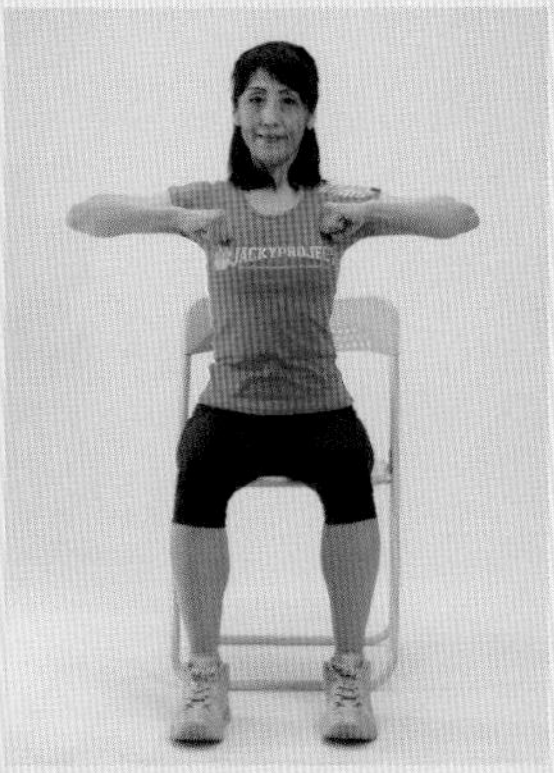

両手を曲げたまま肩
の高さまで上げます。

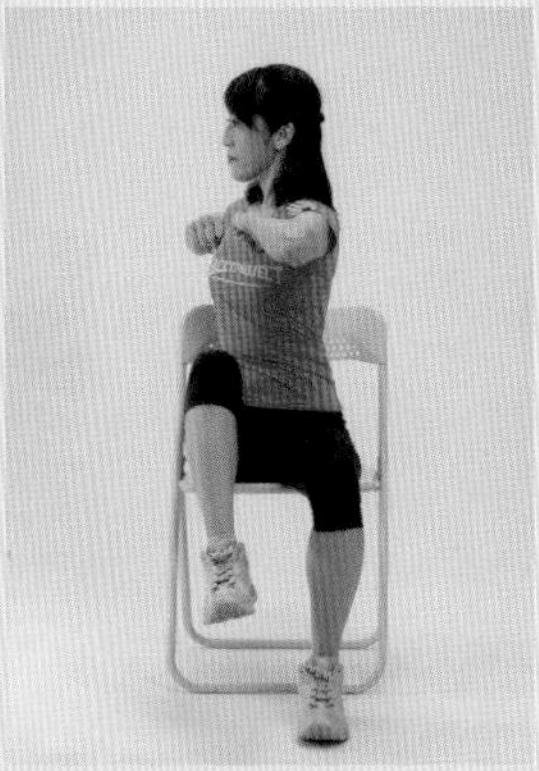

右肘を引いたときに、
右膝を上げます。

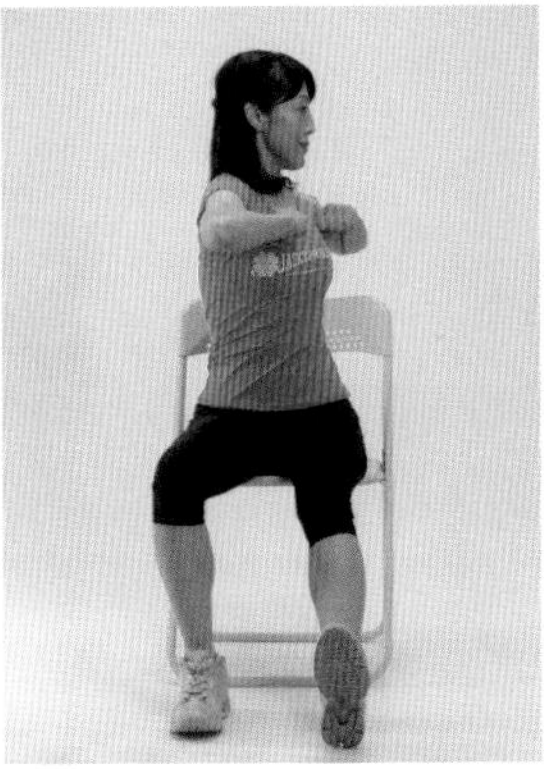

上体を左にひねり
同時に左足を前に
出します。

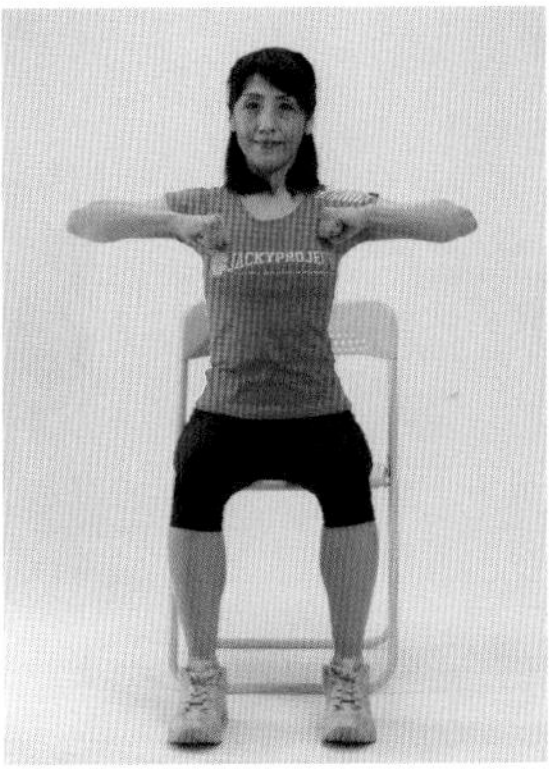

もとに戻ります。

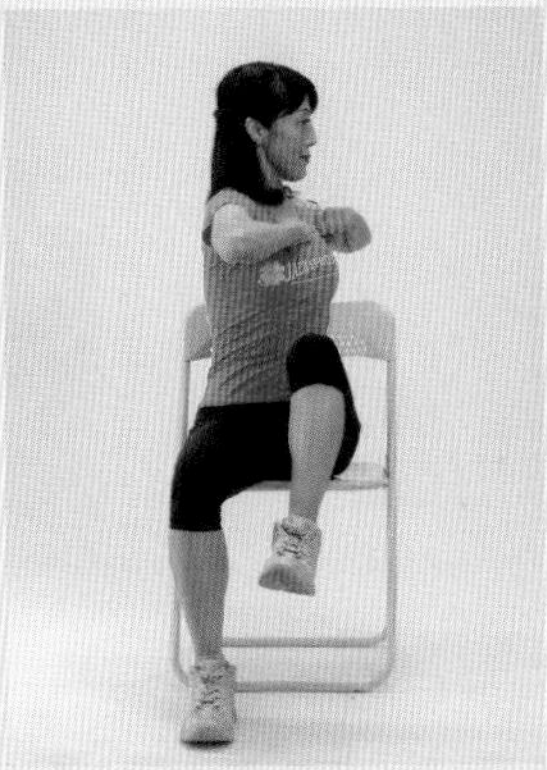

左肘を引いたときに、
左膝を上げます。

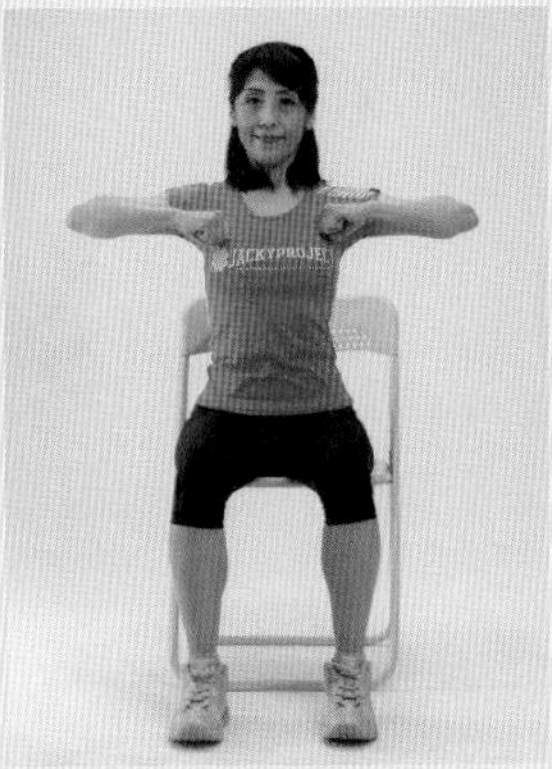

もとに戻します。

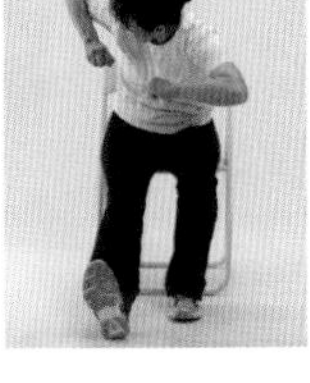

上体をひねったときに、背中が猫背にならないように注意しましょう。

これはダメ！

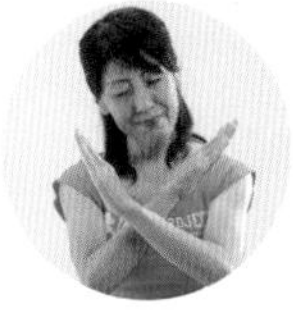

⑨ グーパー＋つま先上げ

この動きを4回繰り返します。

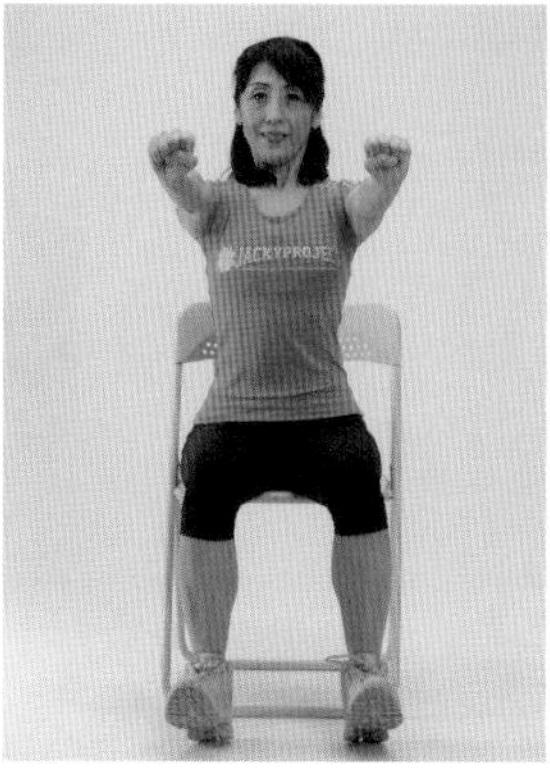

両手を前に出してグー、同時に、両足のつま先を上げます。

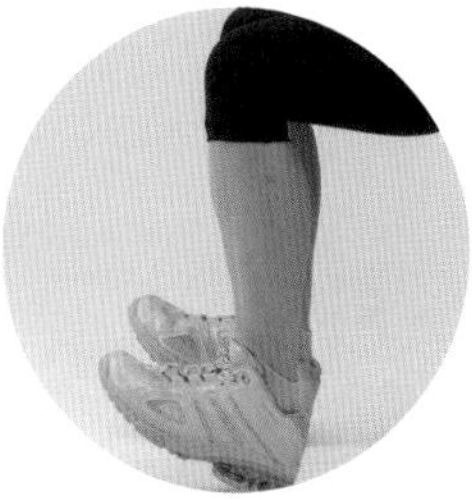

▼

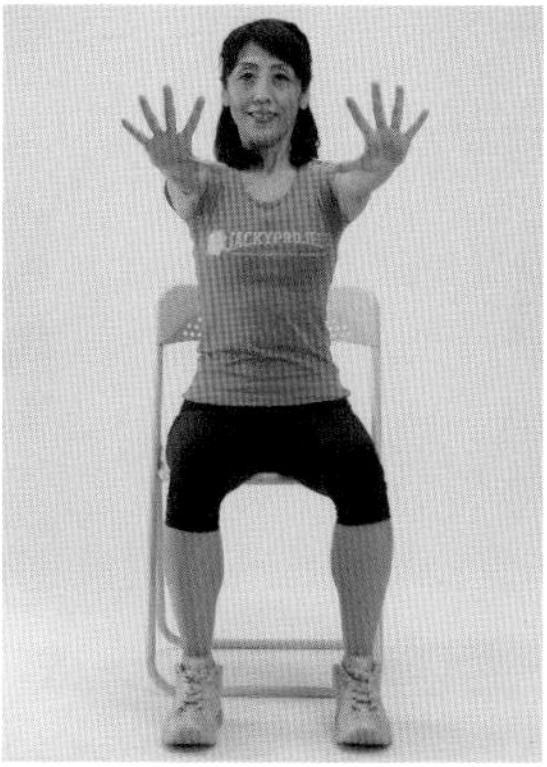

両手を前に出してパー、同時に、両足のつま先を下ろします。

⑩ グーパー＋かかと上げ

この動きを4回繰り返します。

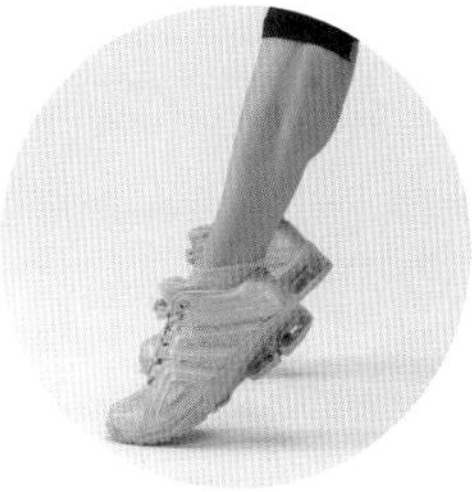

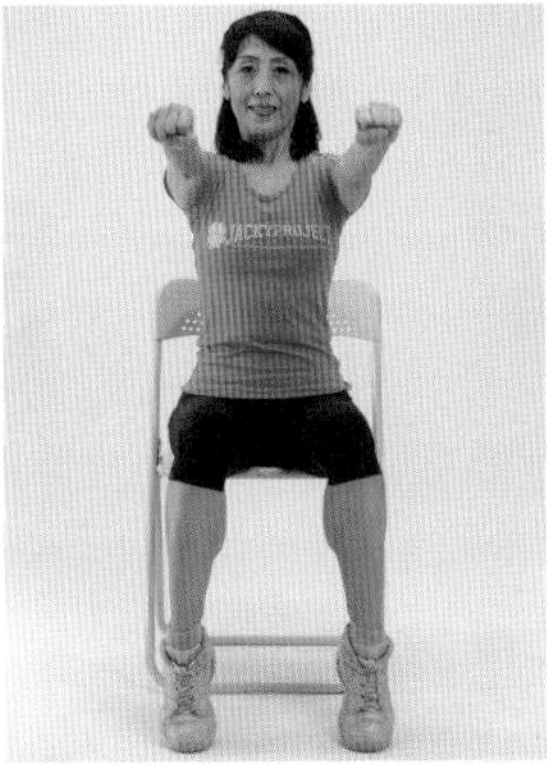

両手を前に出して
グー、同時に、両足の
かかとを上げます。

▼

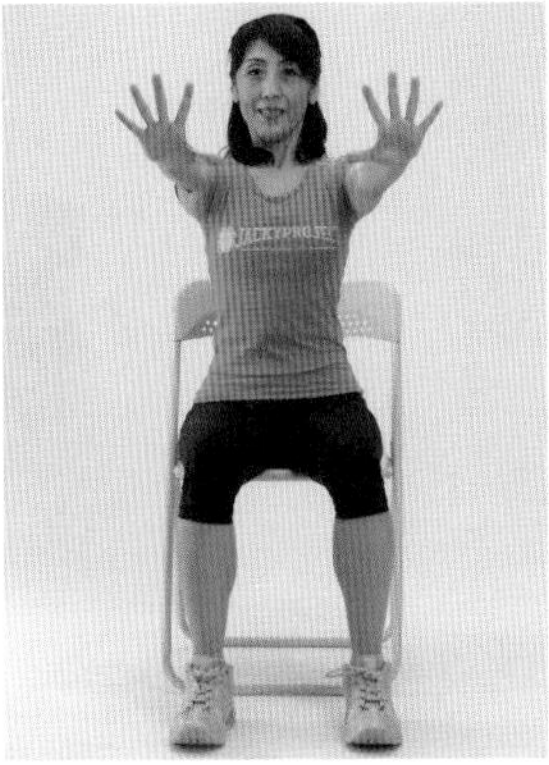

両手を前に出して
パー、同時に、両足の
かかとを下します。

⑪ マーチ

この動きを4回繰り返します。

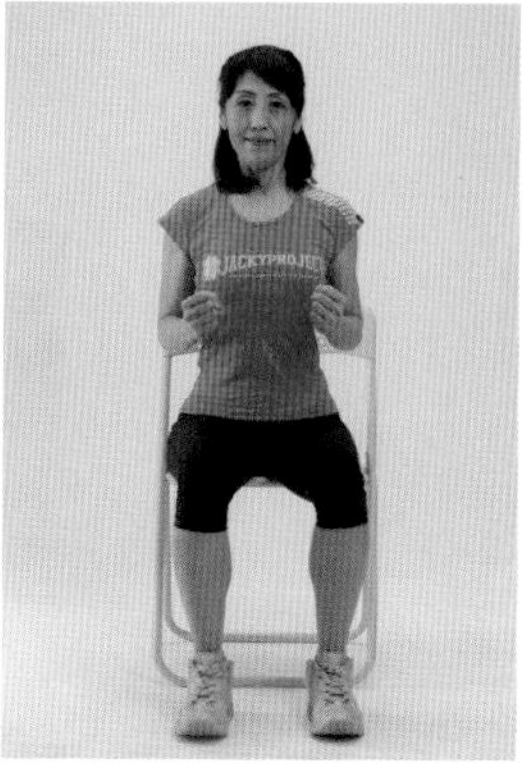

イスに座ったまま、その場で歩きます。

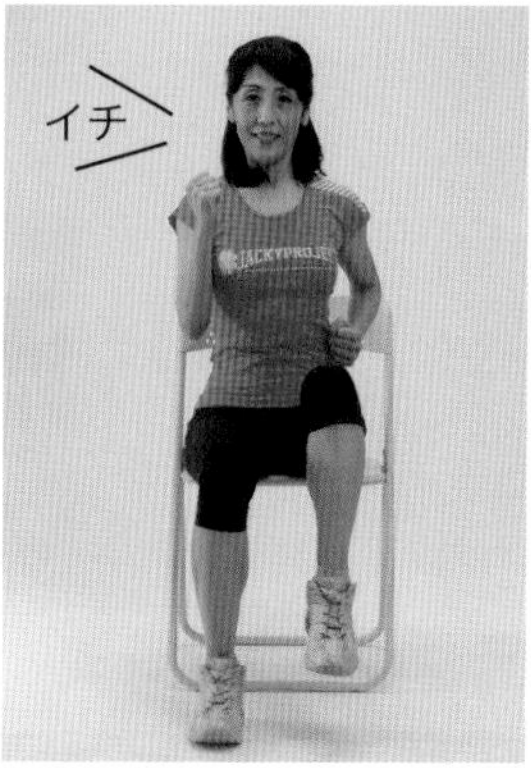

右足をつき、左足を上げて

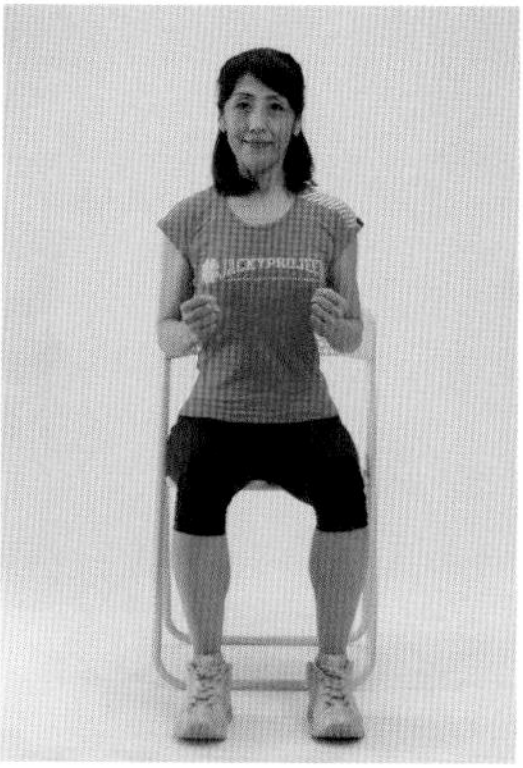

下ろします

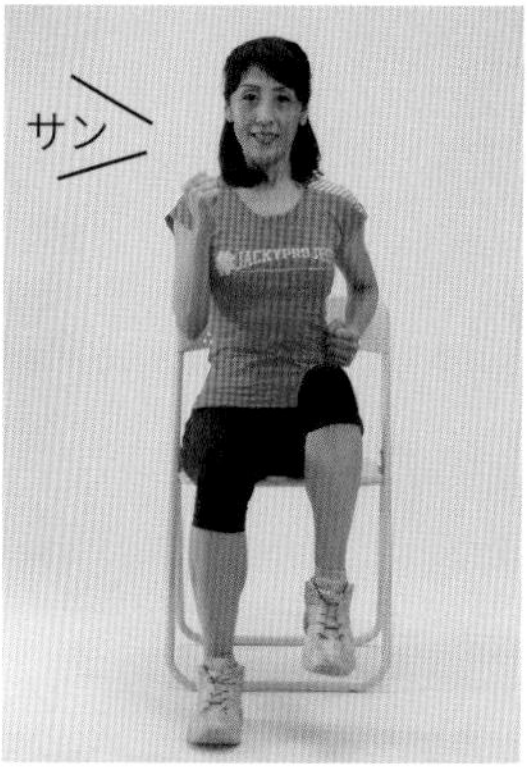

右足をつき、左足を上げて

これはダメ！

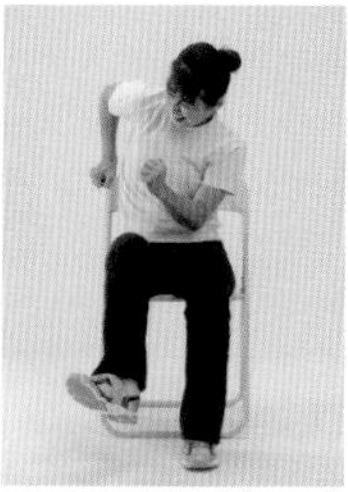

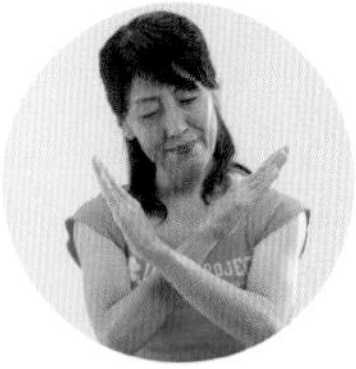

膝とつま先をしっかり前を向けるようにしましょう。

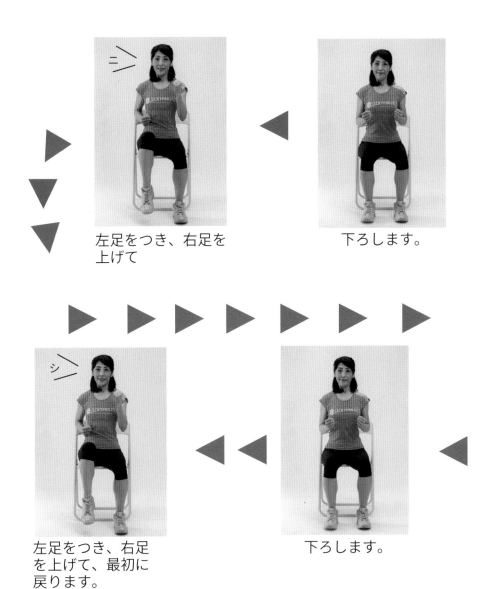

左足をつき、右足を
上げて

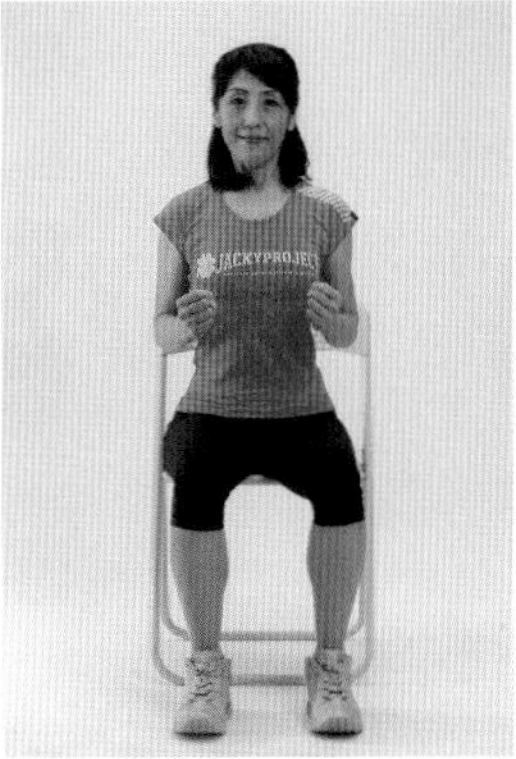

下ろします。

左足をつき、右足
を上げて、最初に
戻ります。

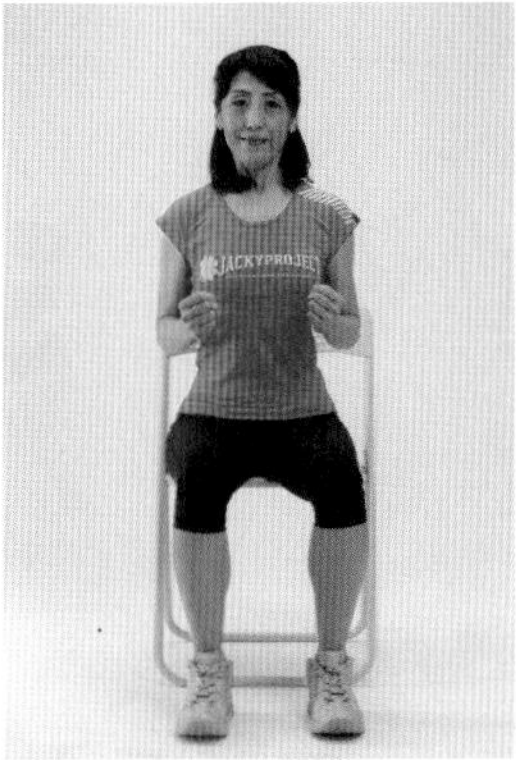

下ろします。

⑫ マーチ＋肘まげ

この動きを4回繰り返します。

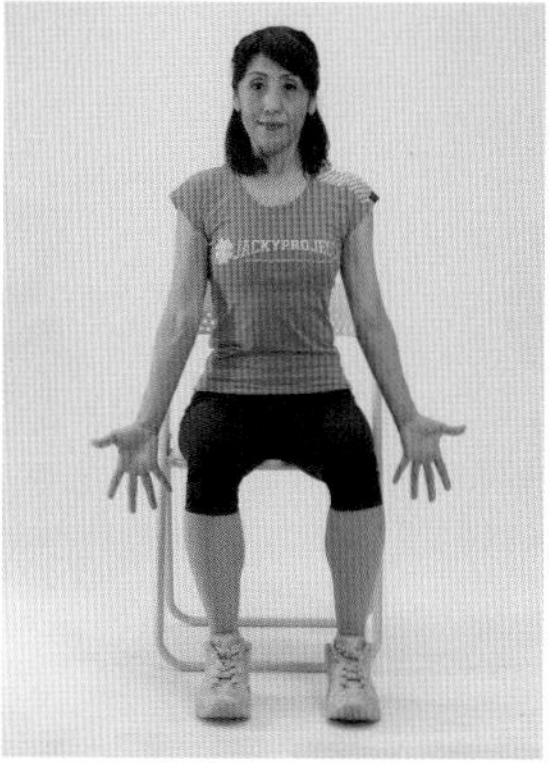

右足を踏み、左足を踏んで、両肘を曲げていきます。

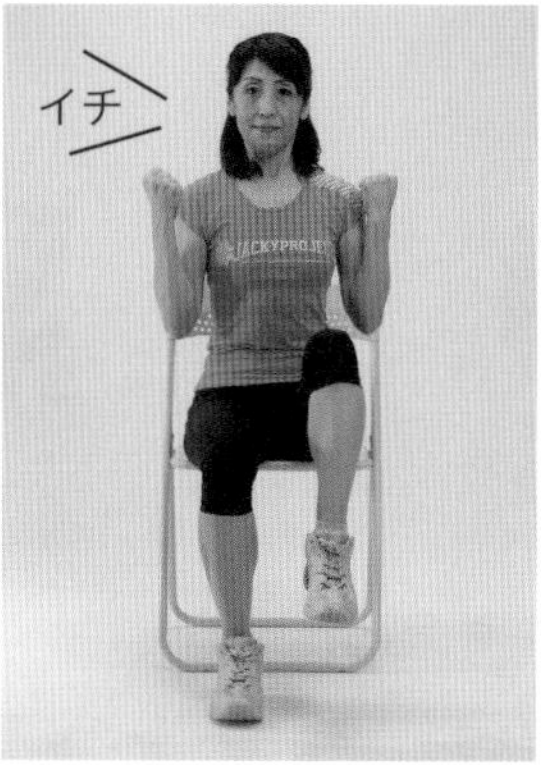

イチで左足を上げて

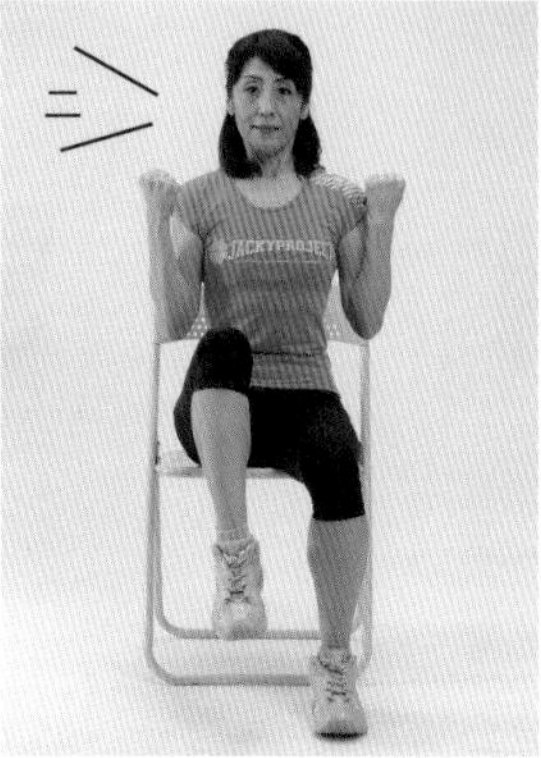

ニで左足を下ろして、右足を上げて

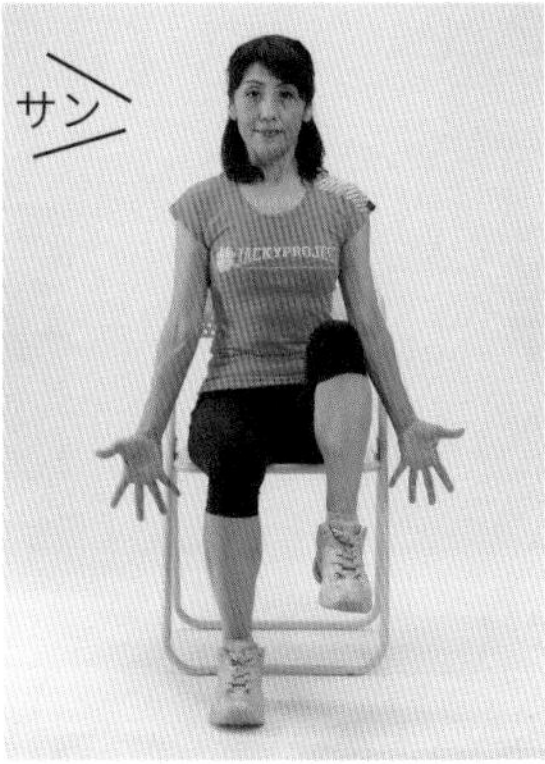

サンで右足を下ろして、左足を上げて、肘を伸ばしていきます。

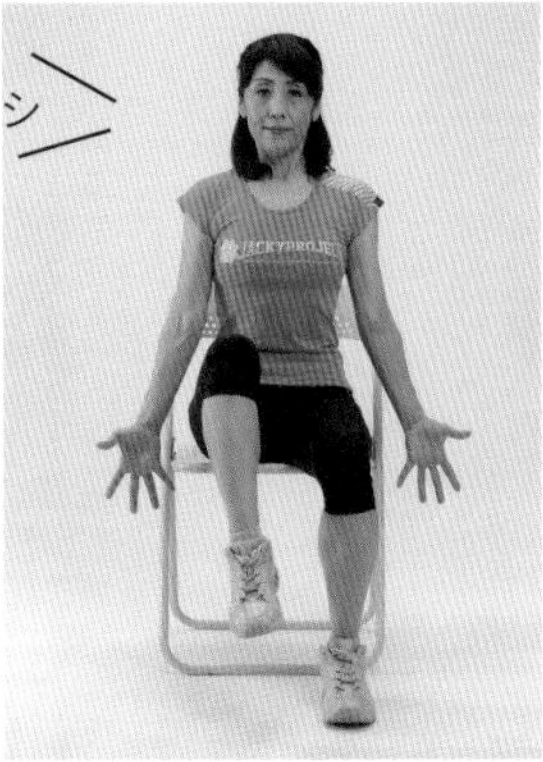

シで左足を下ろして右足を上げてイチに戻ります。

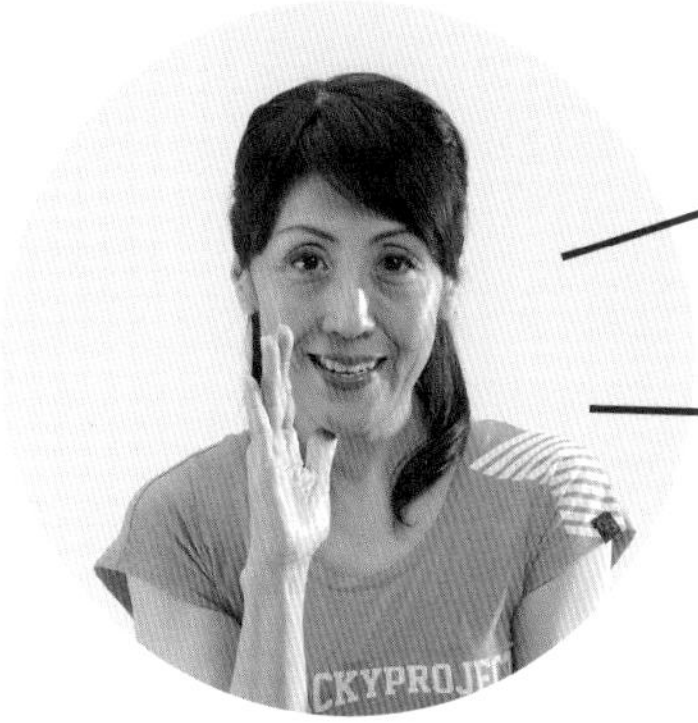

いい調子！
イチ、ニ、サン、シ

⑬ マーチ＋手の平の外中

この動きを4回繰り返します。

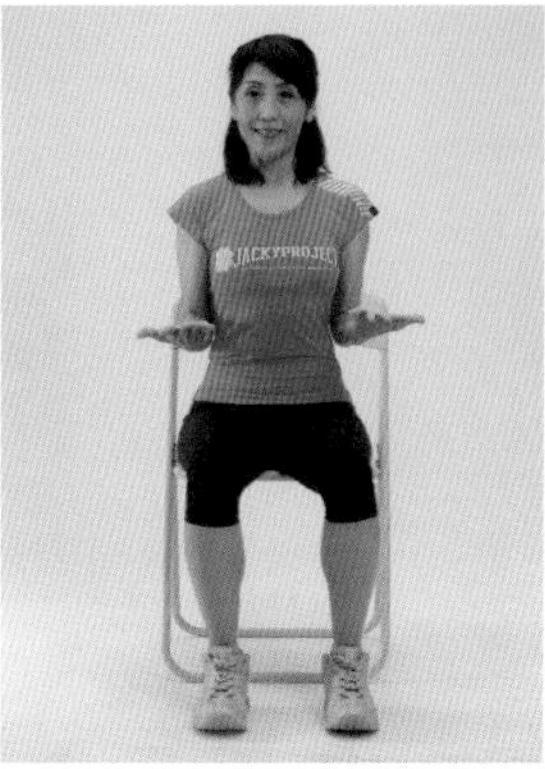

右足を踏み、左足を踏んで、両肘をお腹につけます。

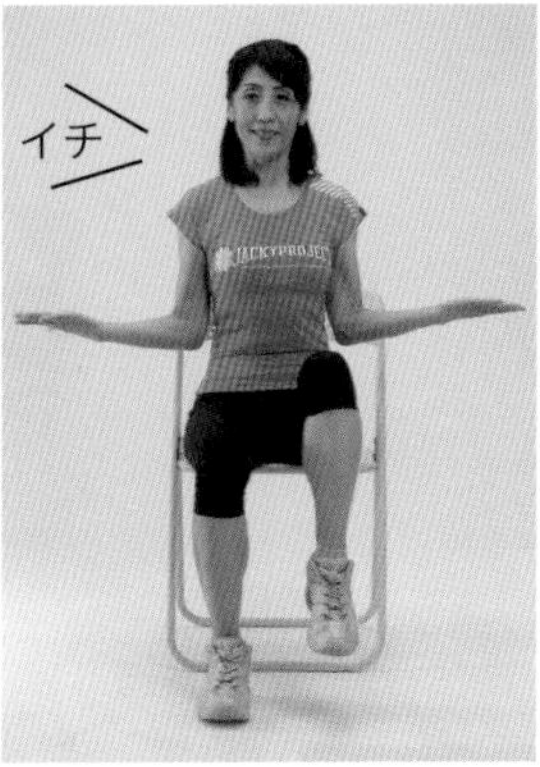

手の平は上に向け外に開きながら、左足を上げます。

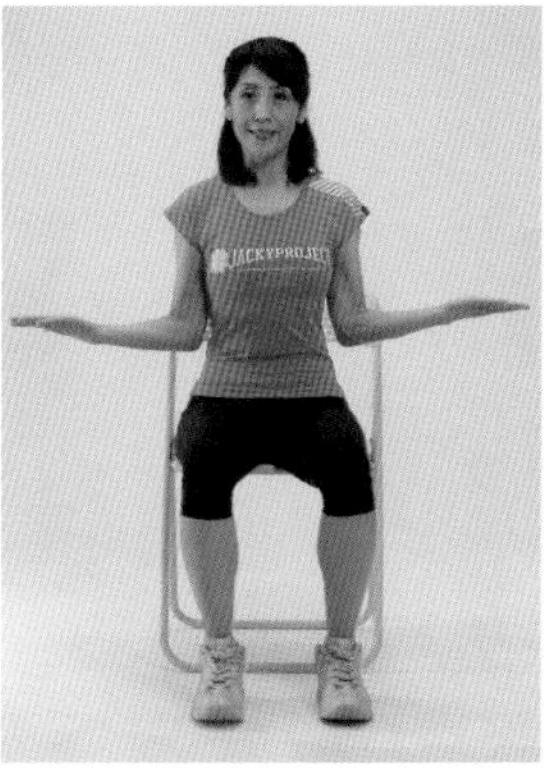

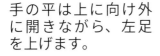

下ろします。

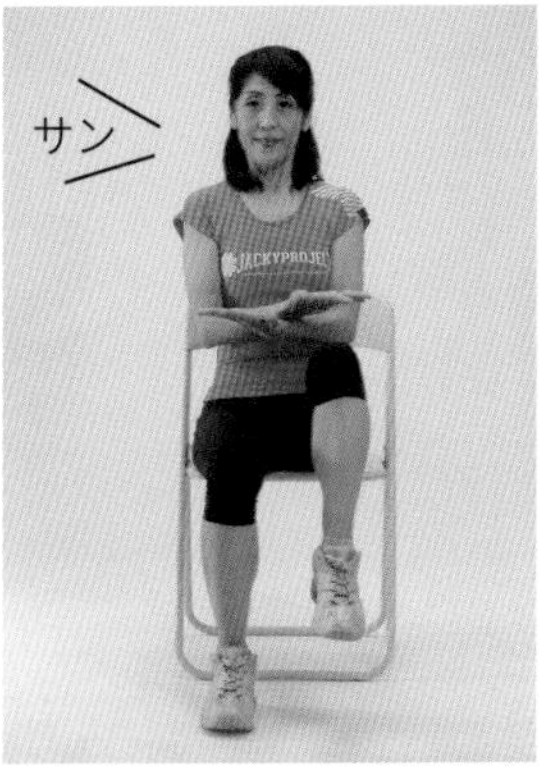

右足を踏み、左足を踏んで、両肘をお腹につけたまま手の平をお腹の前で交差し、左足を上げます。

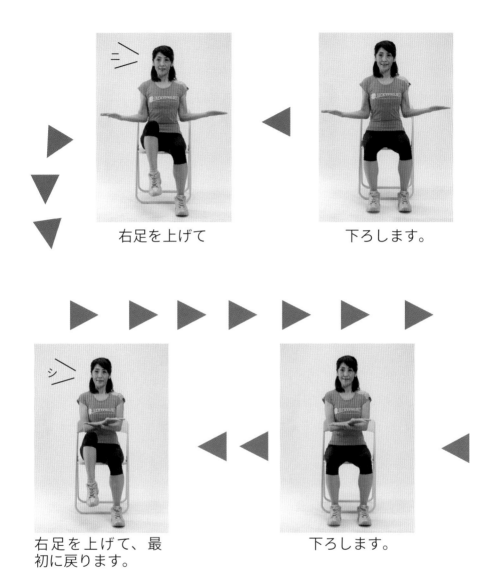

右足を上げて

下ろします。

右足を上げて、最
初に戻ります。

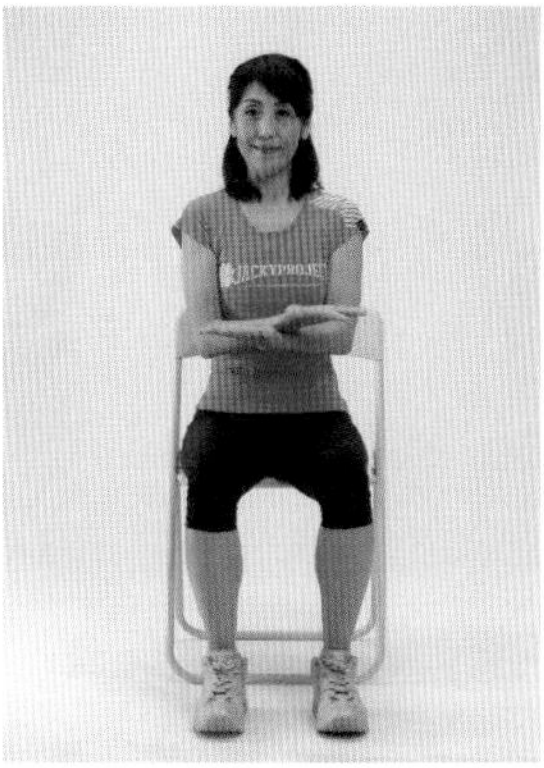

下ろします。

⑭ ヒールタッチ＋肩甲骨寄せ

この動きを2回繰り返します。

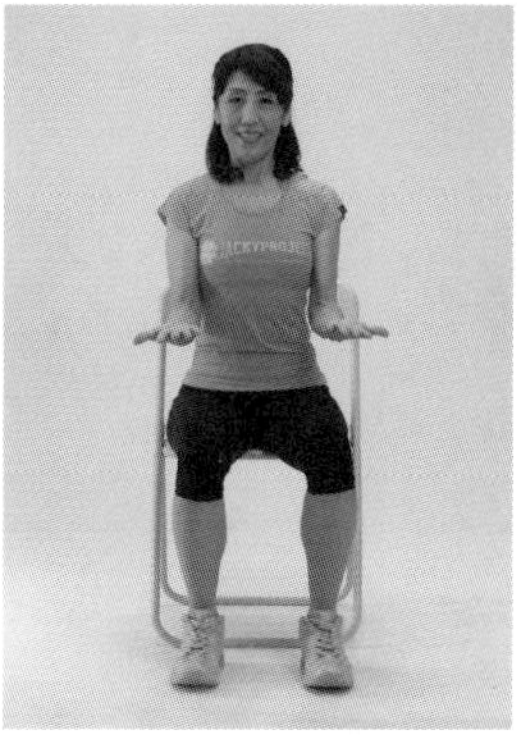

手の平を上に向けて、

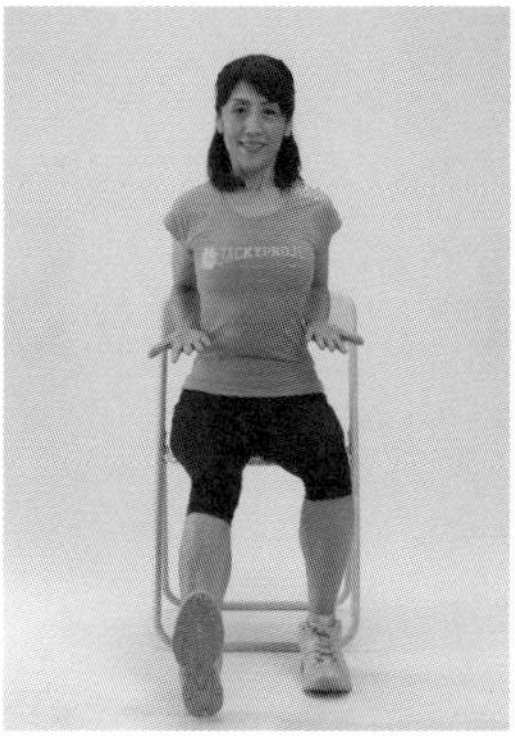

右足を前に出してかかとをついて、肩甲骨を寄せて

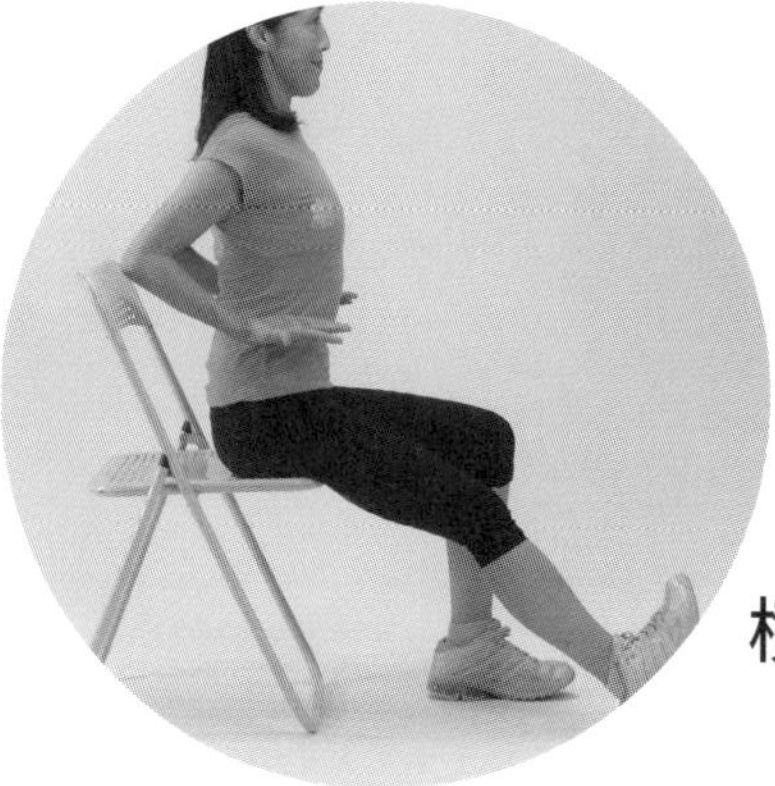

横から見ると…

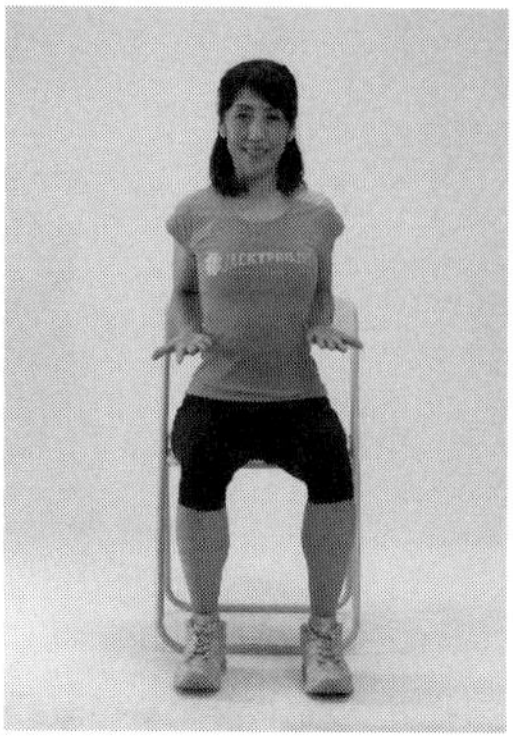

右足をもとの場所
に戻して、肩甲骨
も戻して

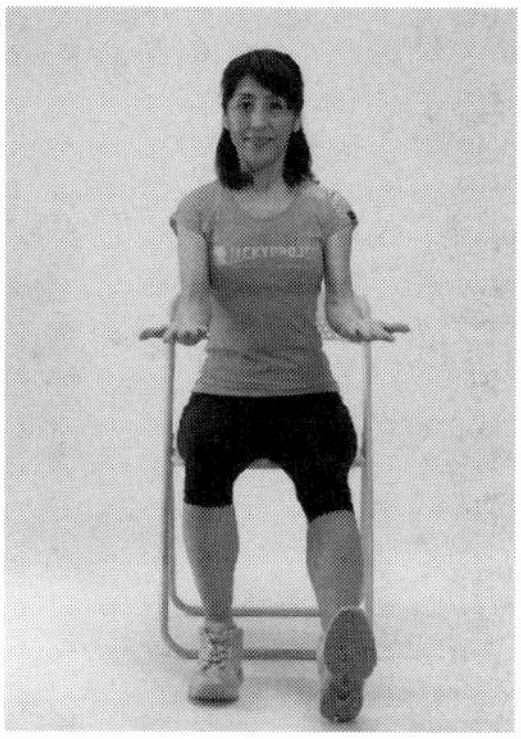

左足を前に出して
かかとをついて、
肩甲骨を寄せて

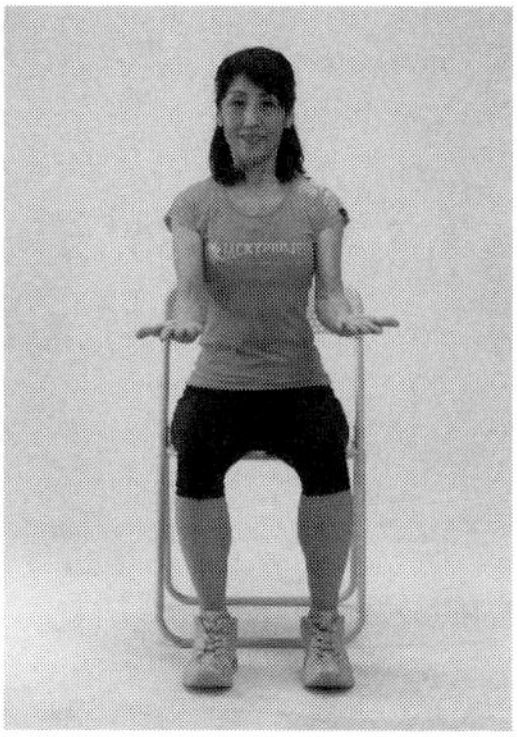

左足をもとの場所
に戻して、肩甲骨
も戻します。
これを2回繰り返
します。

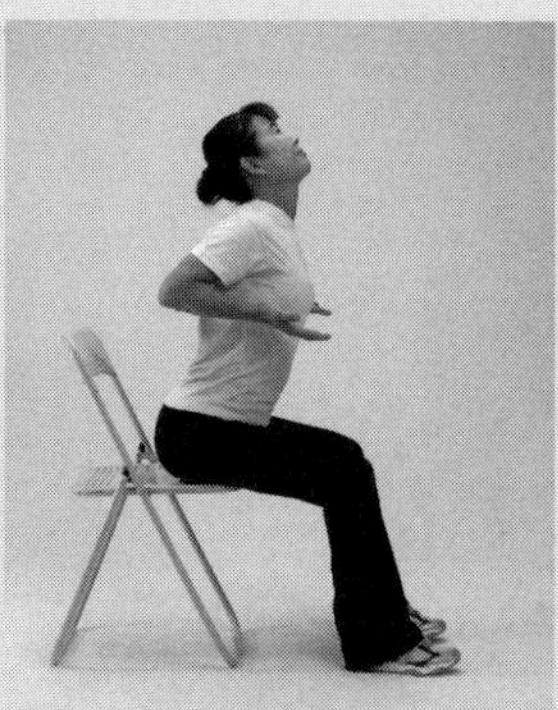

腰が沿ってしまっている

これはダメ！

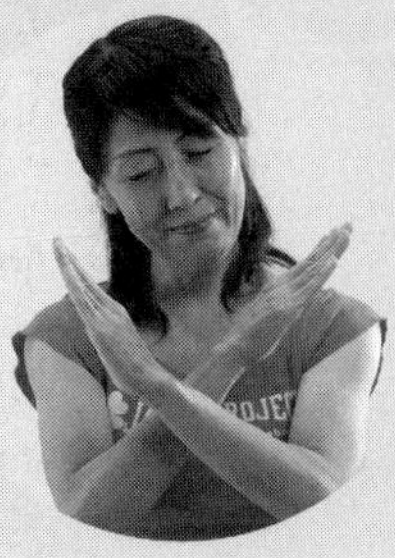

⑮ ヒールタッチ＋横から背中引き締め

この動きを2回繰り返します。

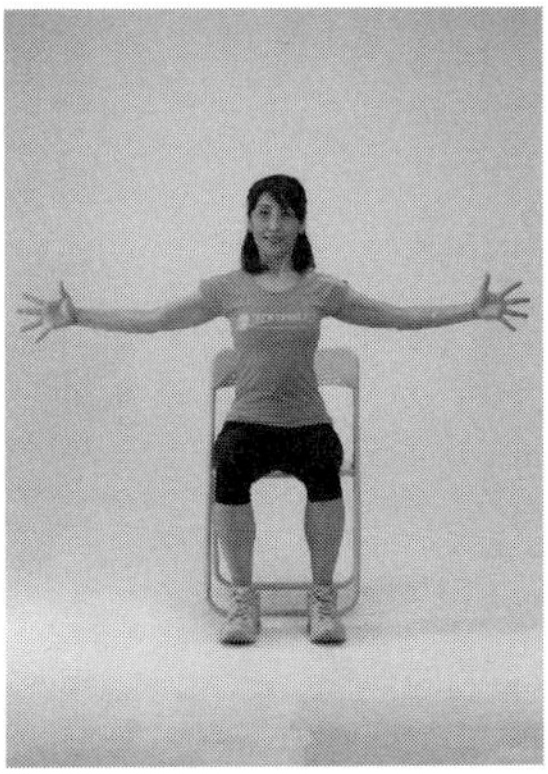

両手は外に開いて、足は⑭と同じ動きです。

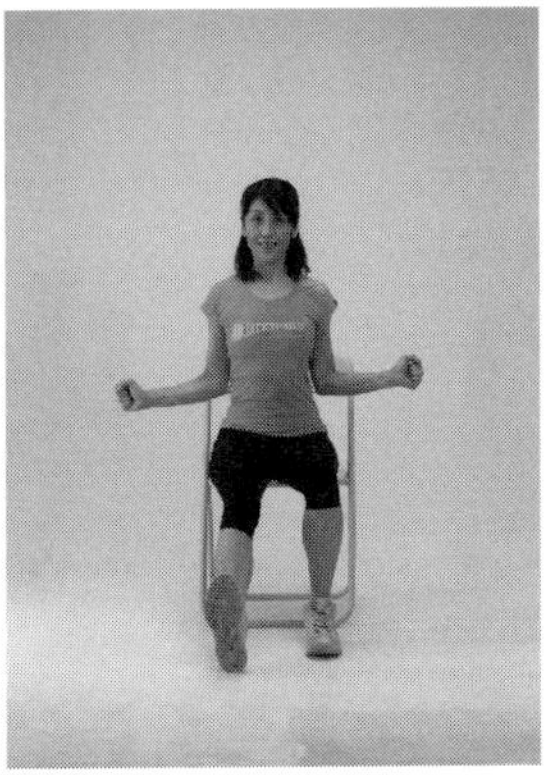

肘をたたみながらお腹の横につけ、右足を前に出して、かかとをつけます。

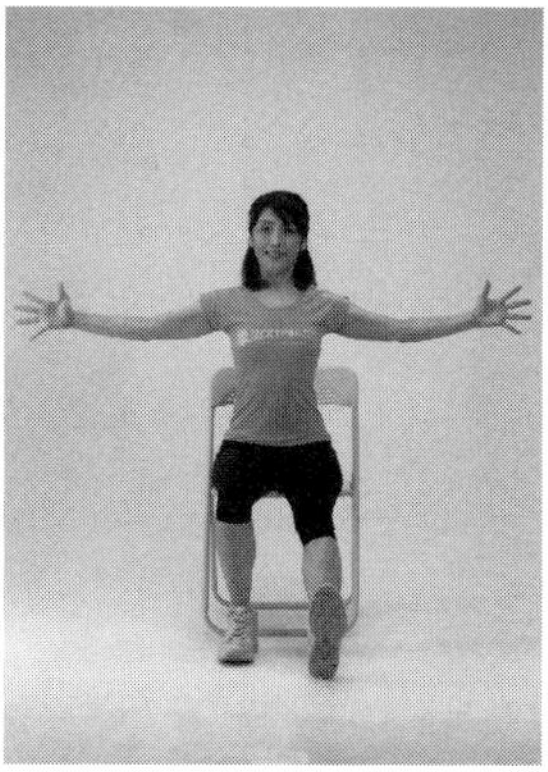

両手を外に開げながら、今度は、左足を前に出してかかとをつけます。

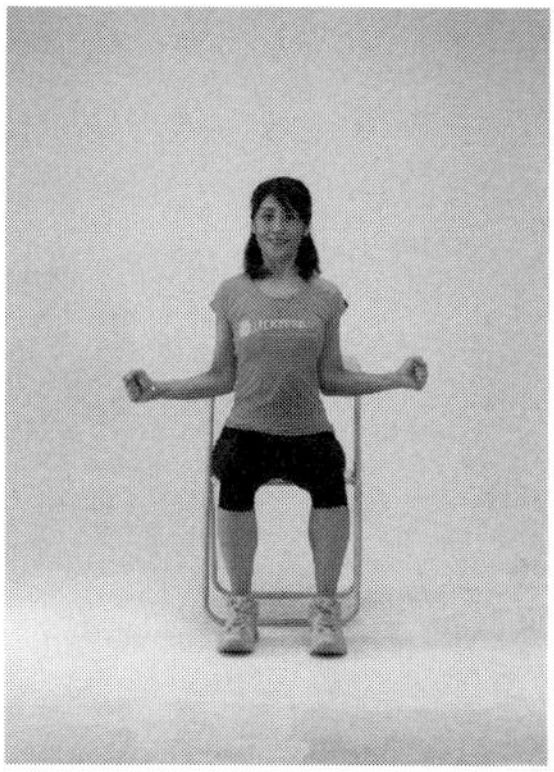

かかとがついたら、もとに戻して、

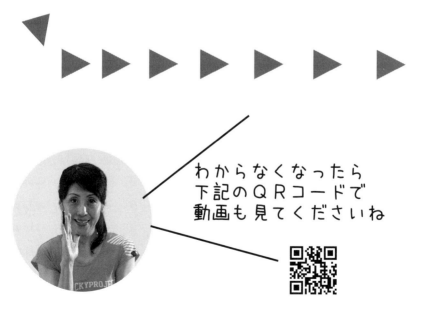

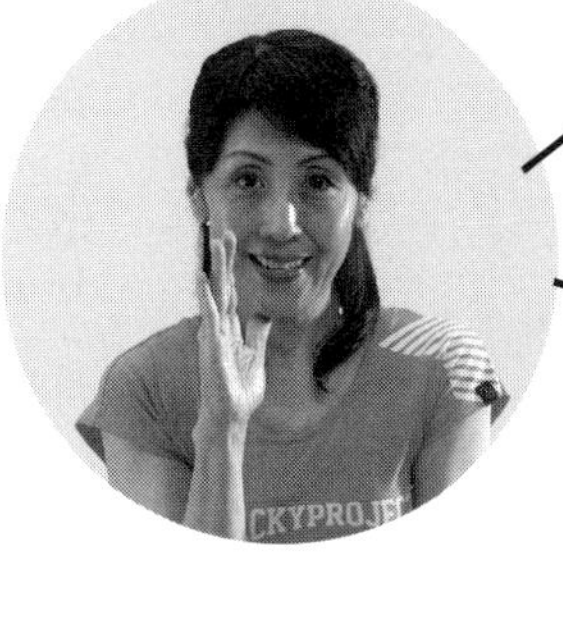

わからなくなったら
下記のＱＲコードで
動画も見てくださいね

⑯ 膝伸ばし＋チェストプレス

この動きを2回繰り返します。

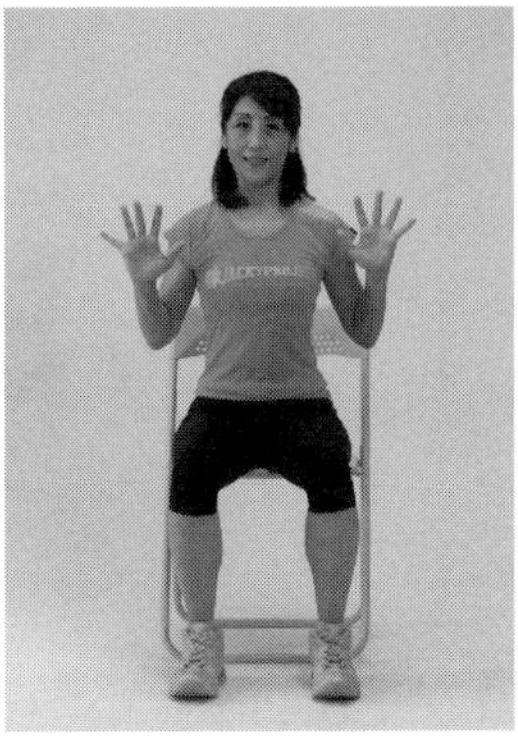

両足をついた状態で、手は引き出しを締めるときのように、手の平を前に向けます。

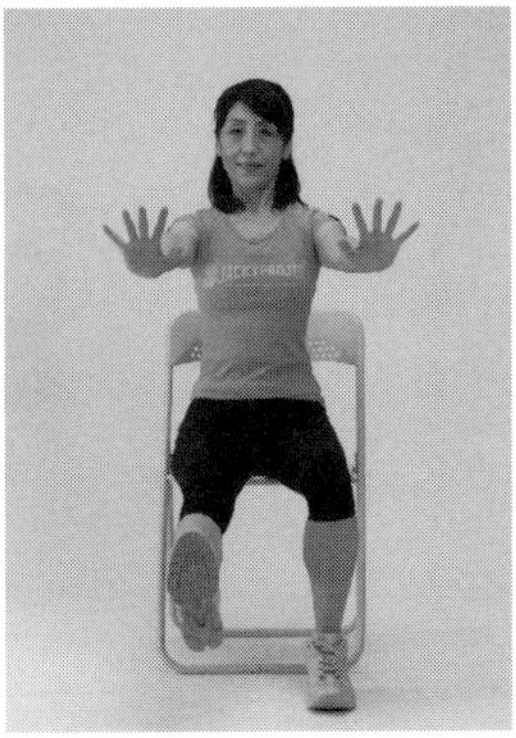

右足の太ももに力を入れて前に伸ばし、宙に浮かせます。
両手は引き出しを締めるイメージで肩の位置からゆっくりと前に押し出します。

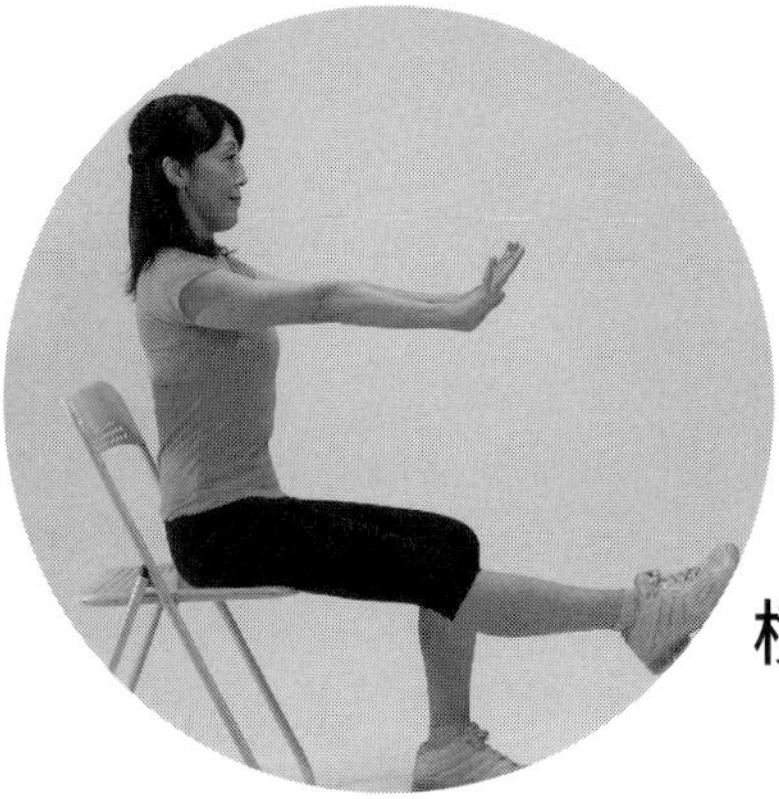

横から見ると…

読者限定！

㊙豪華 無料特典

『座ってできる有酸素運動　すわロビ』をお求めいただいた読者様にシークレット特典プレゼント！

今すぐ
アクセス！

https://www.publabo.co.jp/suwarobi

※サイトURLは半角でご入力ください

お問い合わせは…
パブラボ読者様サポートまで
メール　info@pulabo.co.jp

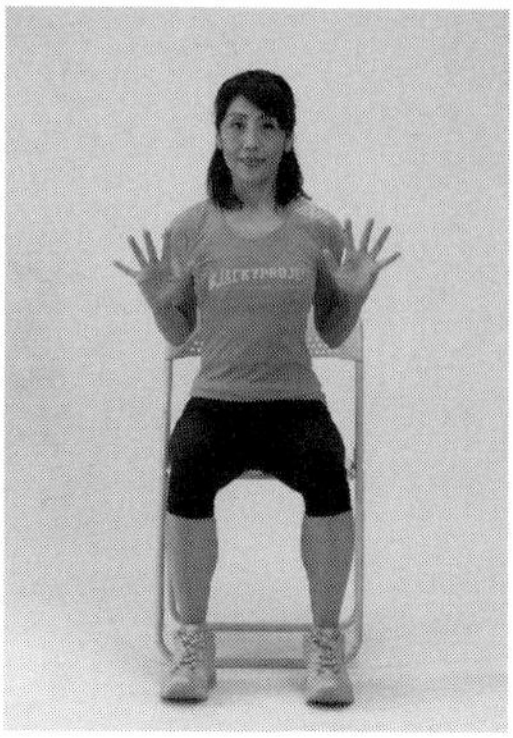

右足を下ろして、
両手は肩の位置に
戻します。

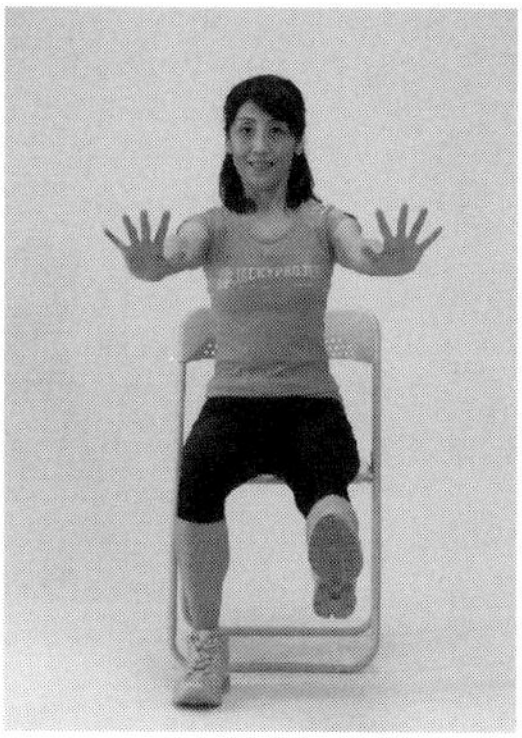

左足の太ももに力を
入れて前に伸ばし、
宙に浮かせます。
両手は引き出しを締
めるイメージで肩の
位置からゆっくりと
前に押し出します。

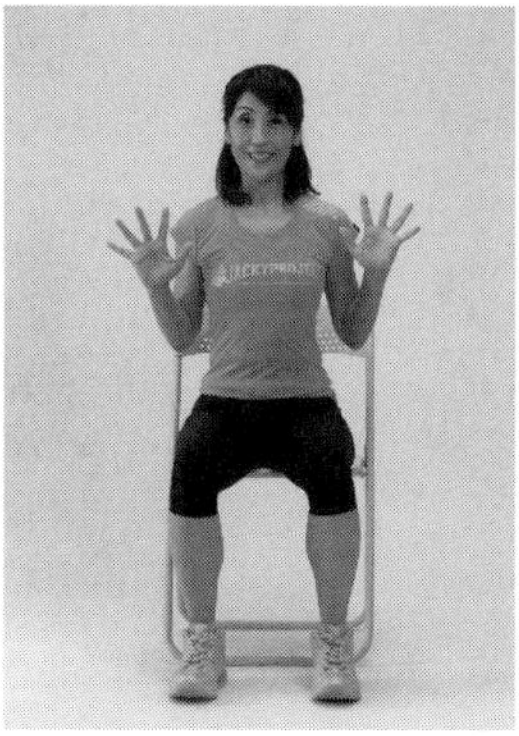

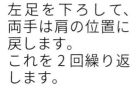

左足を下ろして、
両手は肩の位置に
戻します。
これを2回繰り返
します。

⑰ 膝伸ばし＋バタフライ

この動きを2回繰り返します。

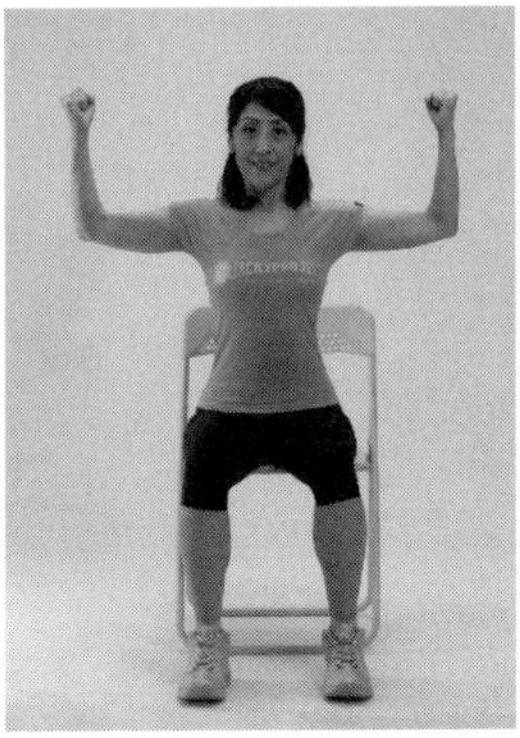

足は床につけたまま、両手は肘を肩の高さまで上げて90度に曲げて広げます。

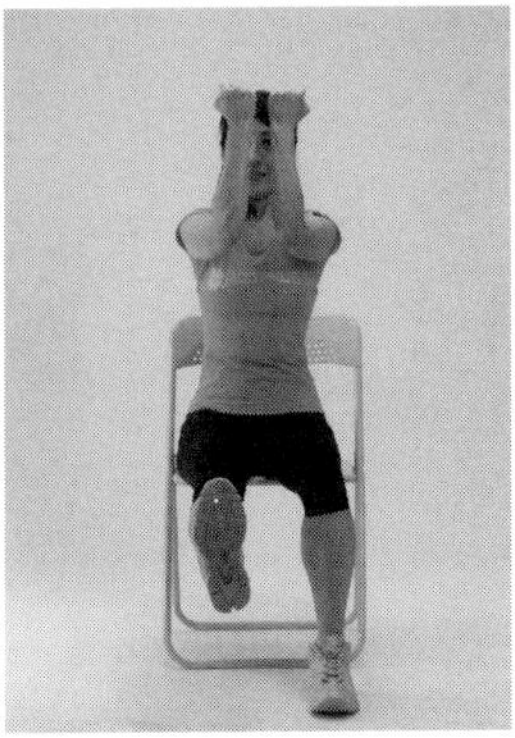

右足の太ももに力を入れて前に伸ばし、宙に浮かせます。
両肘を曲げたまま顔の前まで移動させます。

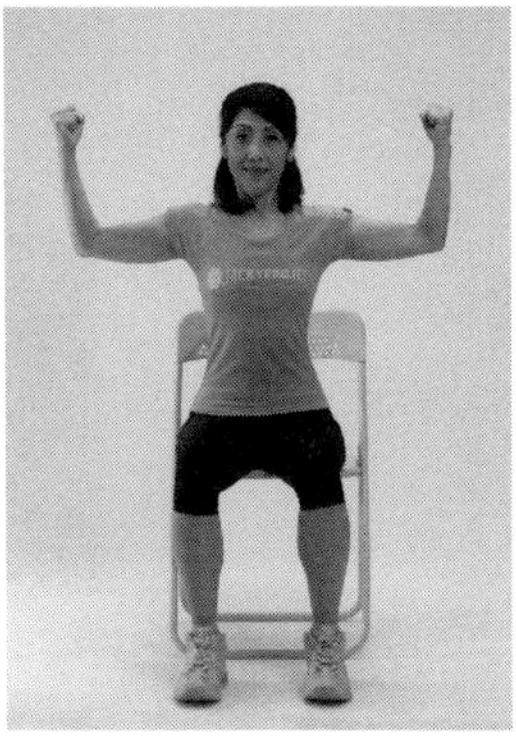

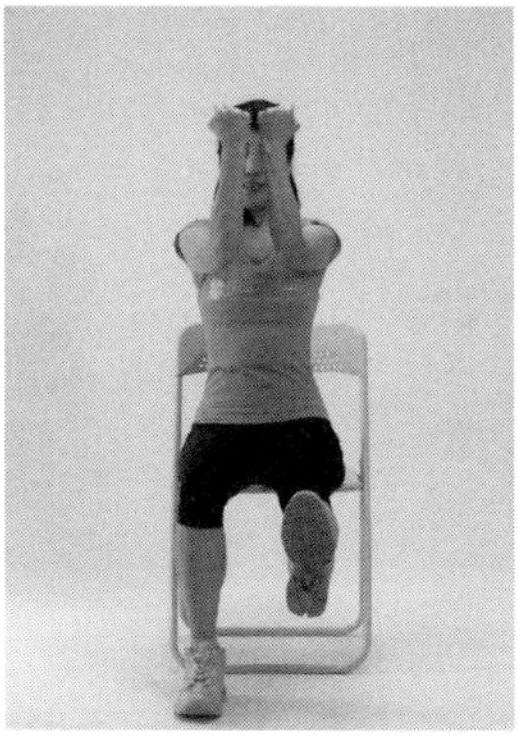

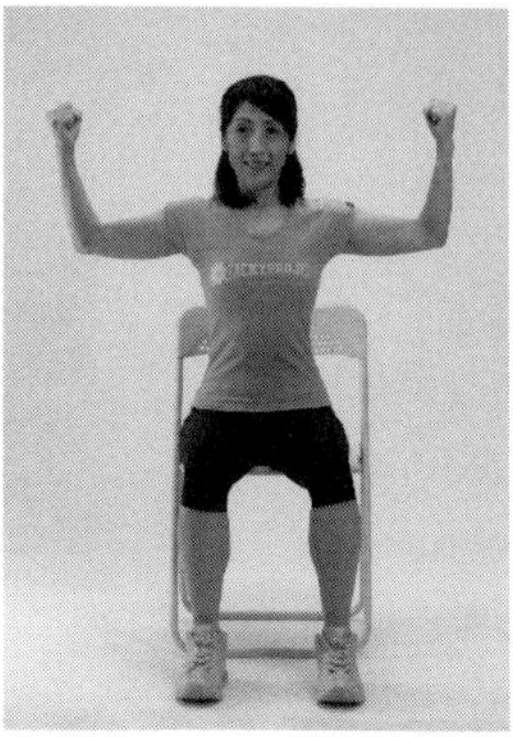

左足を下ろして、両手は、もとの高さのまま外に開きます。
これを2回繰り返します。

左足の太ももに力を入れて前に伸ばし、宙に浮かせます。
両肘を曲げたまま顔の前まで移動させます。

右足を下ろして、両手は、もとの高さのまま外に開きます。

横から見ると…

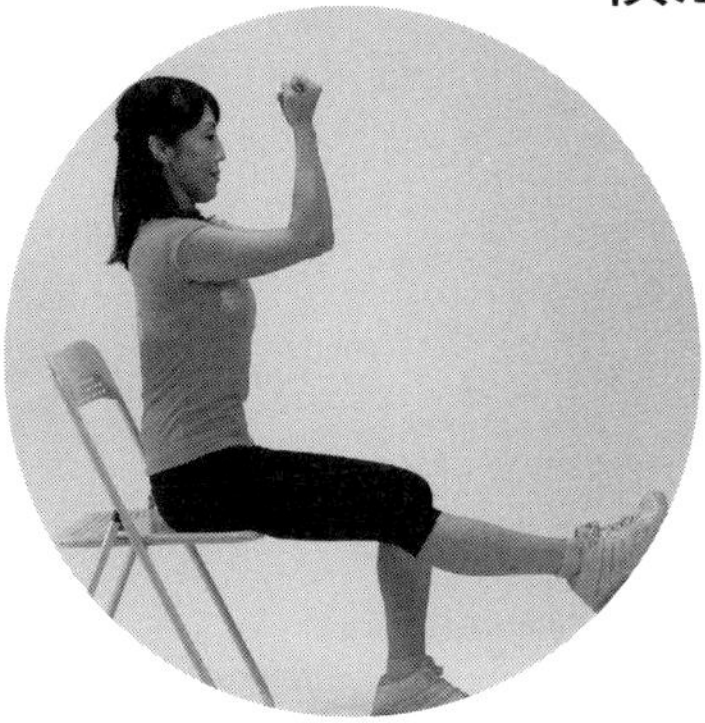

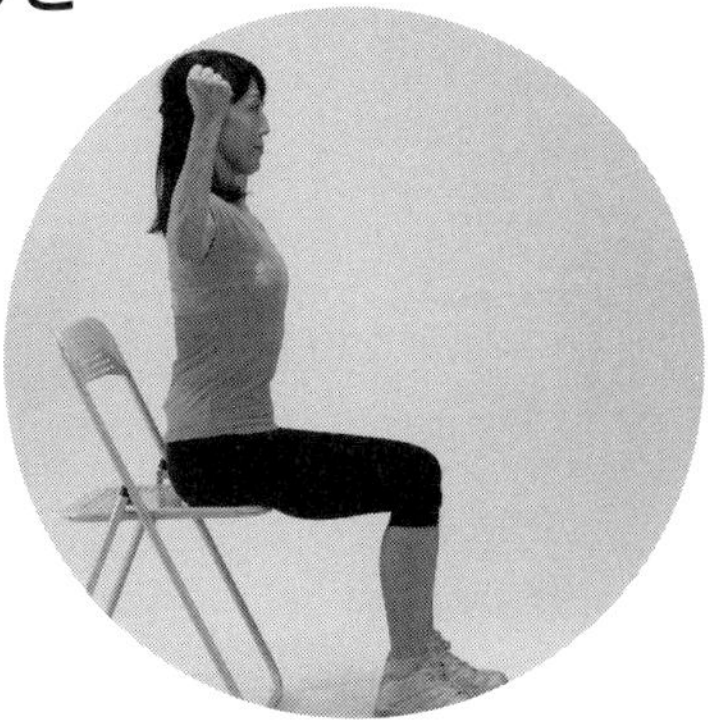

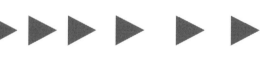

⑱ ヒールタッチ＋グーパンチ

この動きを4回繰り返します。

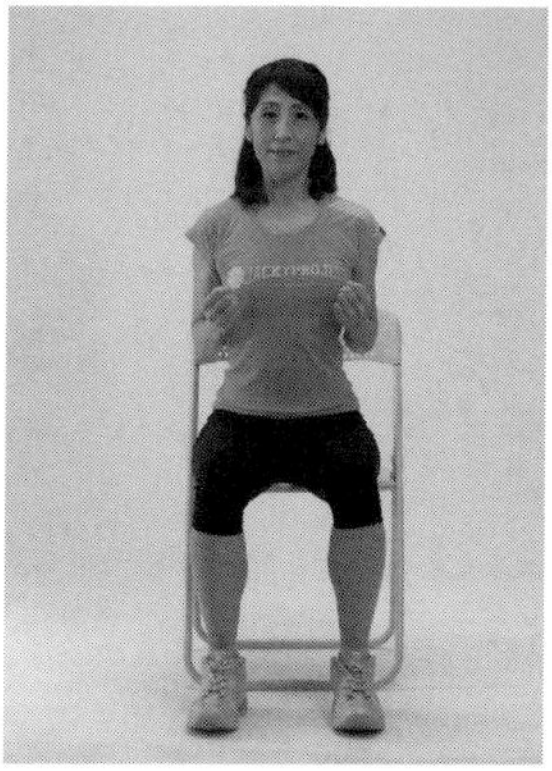

両足は床につけたまま、両肘を締めて、パンチの準備。

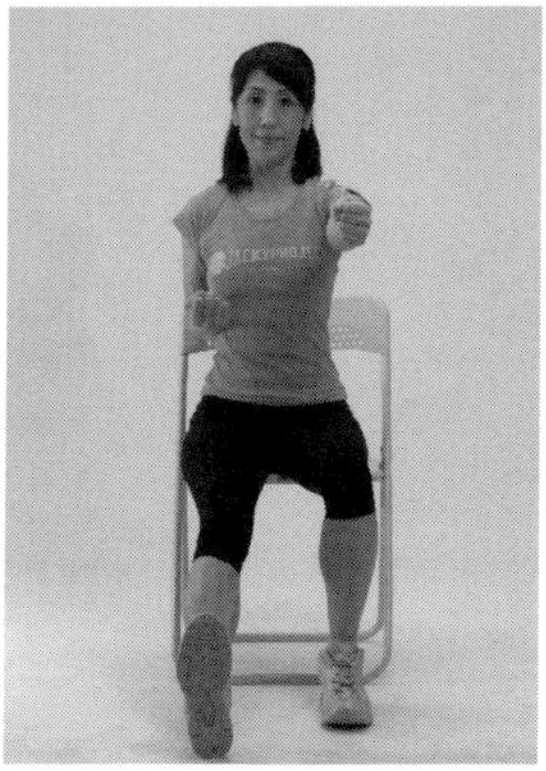

右足を前に出してかかとをついて、左手はグーパンチ。

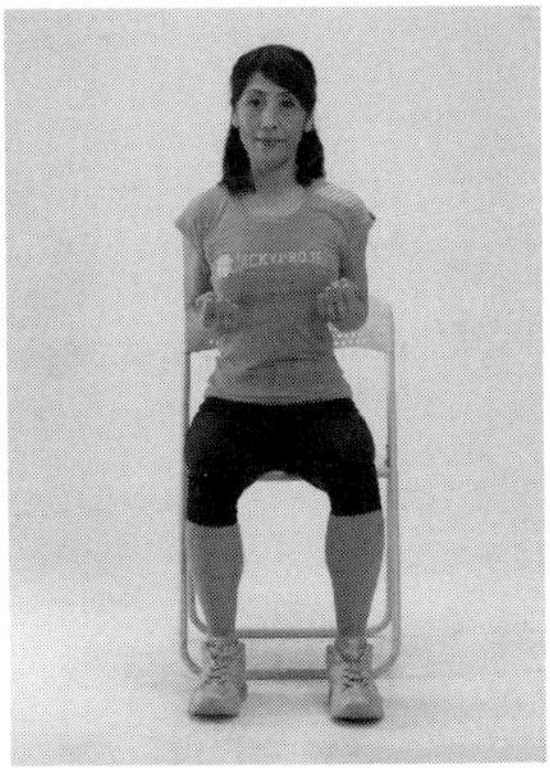

右足を元の位置に戻して、右手も戻します。

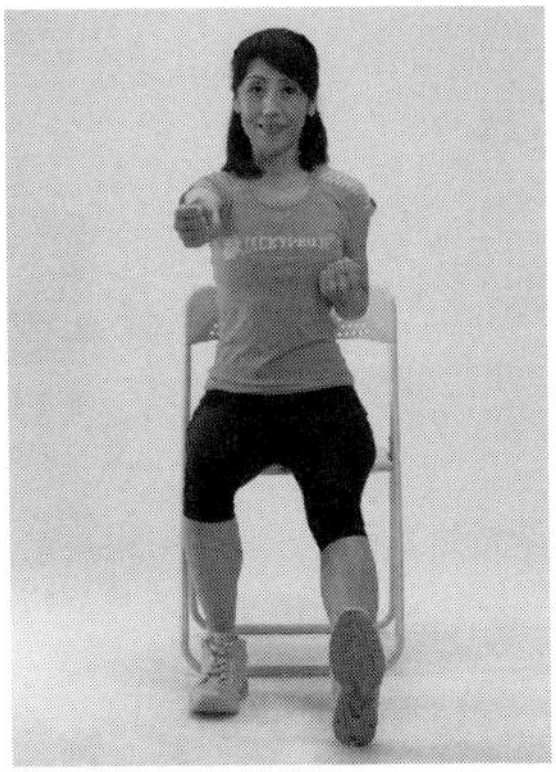

左足を前に出してかかとをついて、右手はグーパンチ。この動きを４回繰り返します。

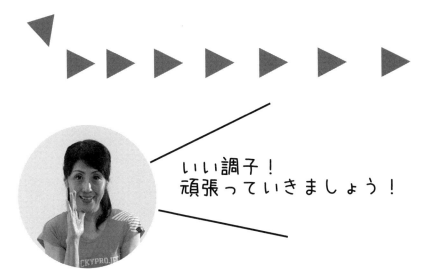

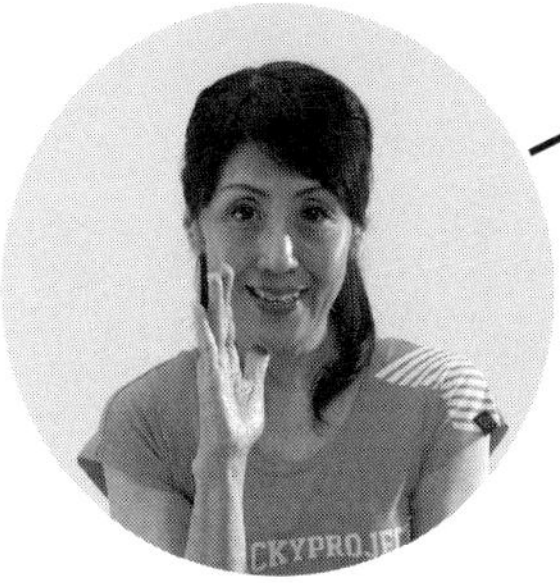

⑲ ニーリフト＋足タッチ

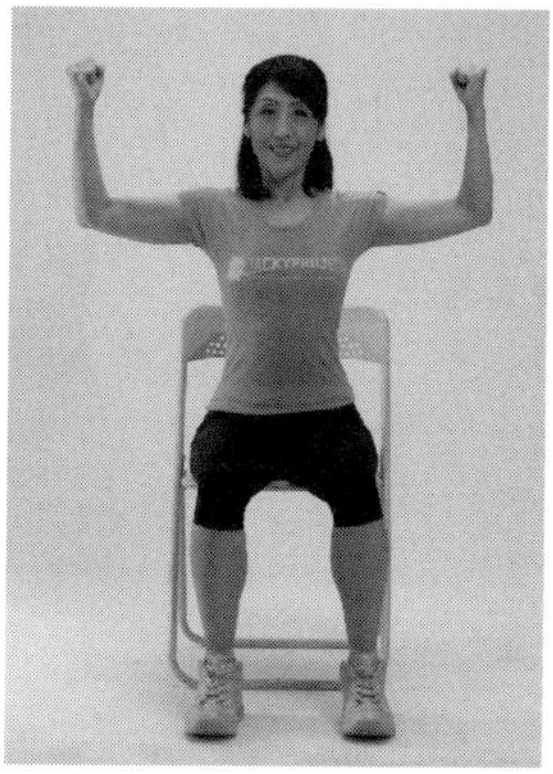

両足を肩幅で床につけます。
両手を肩の高さに上げて、肘から 90 度に曲げます。

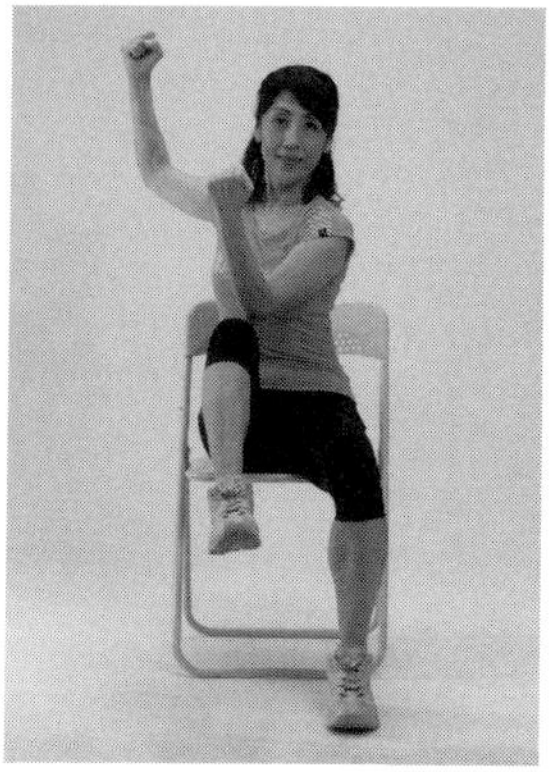

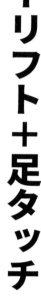

右膝を上げて、左手を内側に寄せます。このとき左肘は、右膝についてもつかなくても大丈夫です。

この動きを4回繰り返します。

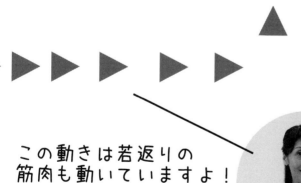

この動きは若返りの筋肉も動いていますよ！

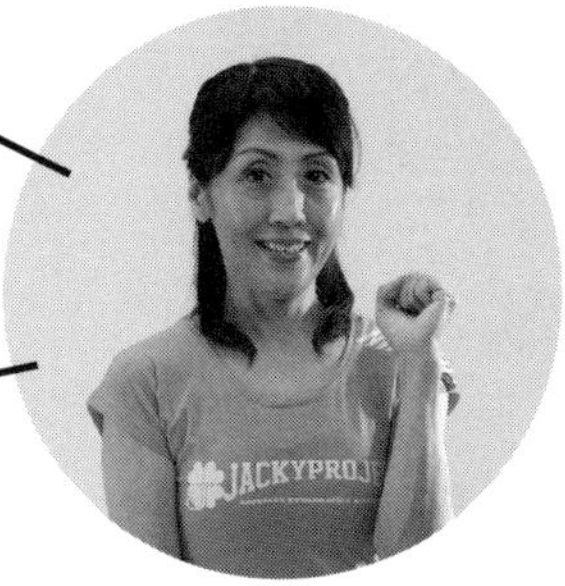

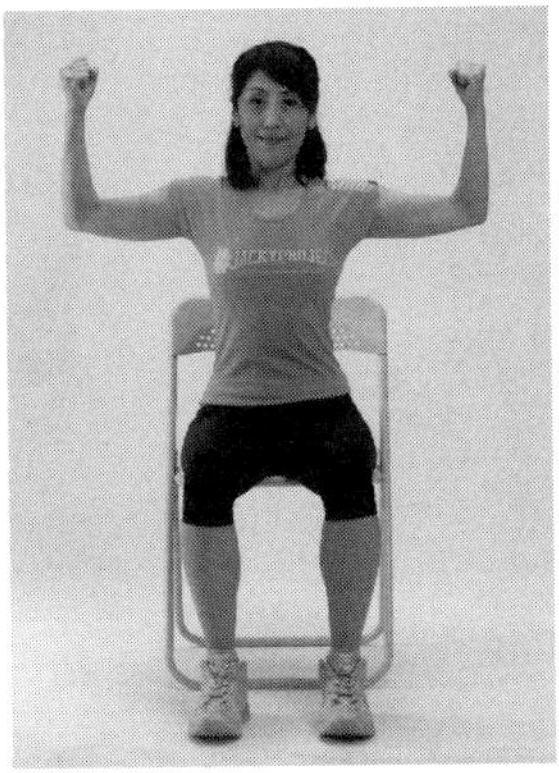

最初のポーズに戻ります。

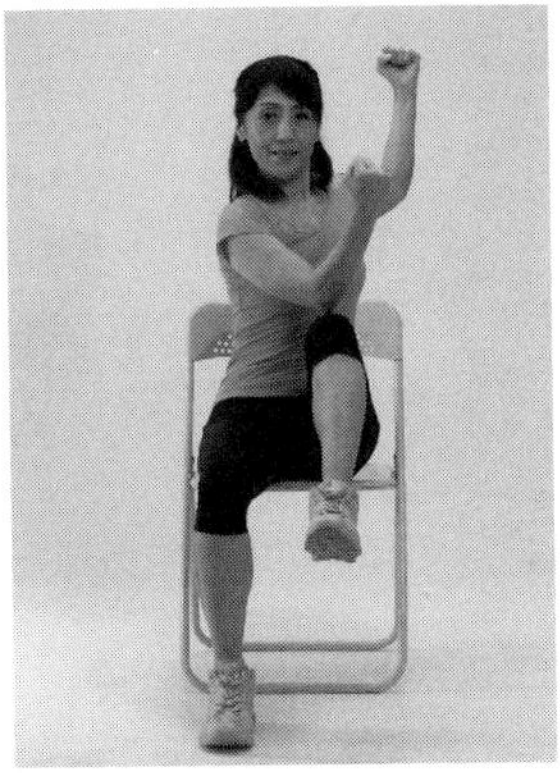

左膝を上げて、右手を内側に寄せます。右肘は左膝についてもつかなくても大丈夫。
この動きを 4 回繰り返します。

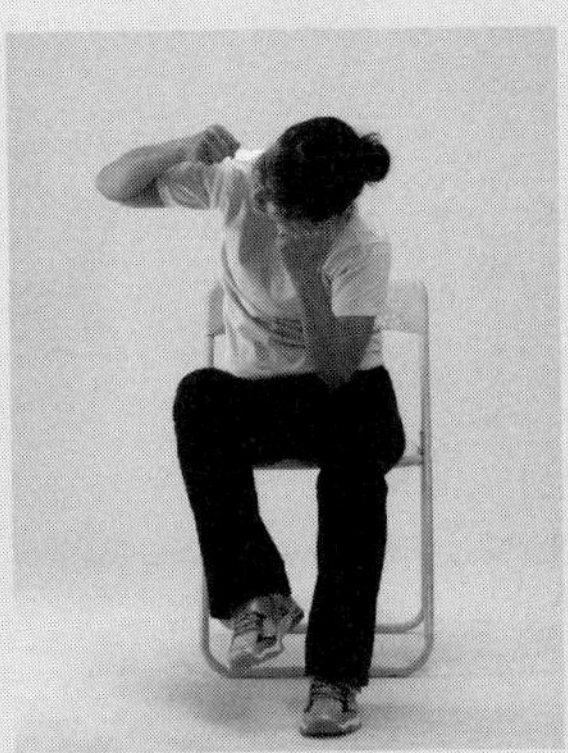

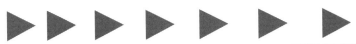

猫背になっている

これはダメ！

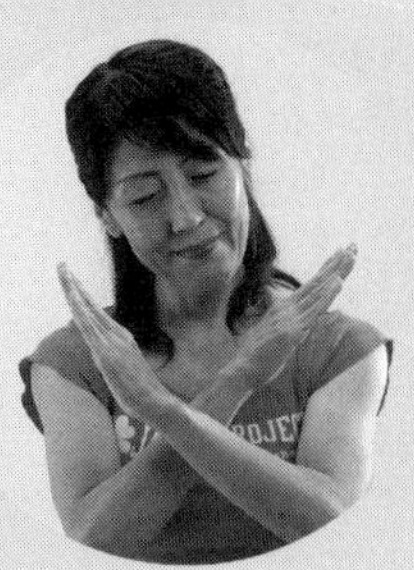

チャレンジステップ

⑳

アウトインステップ＋お尻タッチクラップ

この動きを2回繰り返します。

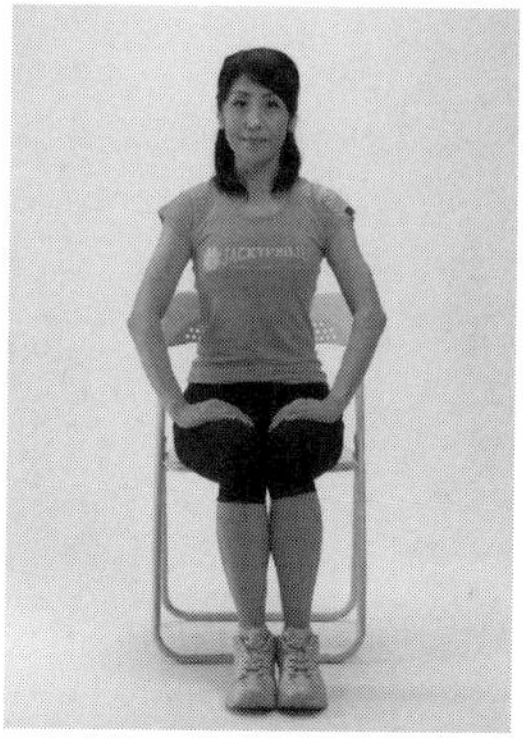

両足を閉じて、手は膝の上に置きます。

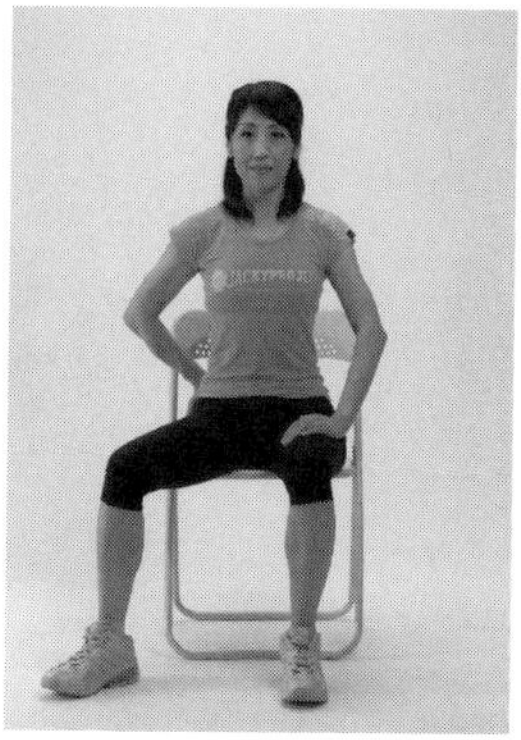

右足の膝、つま先を外側に向けて、右手はお尻につけます。

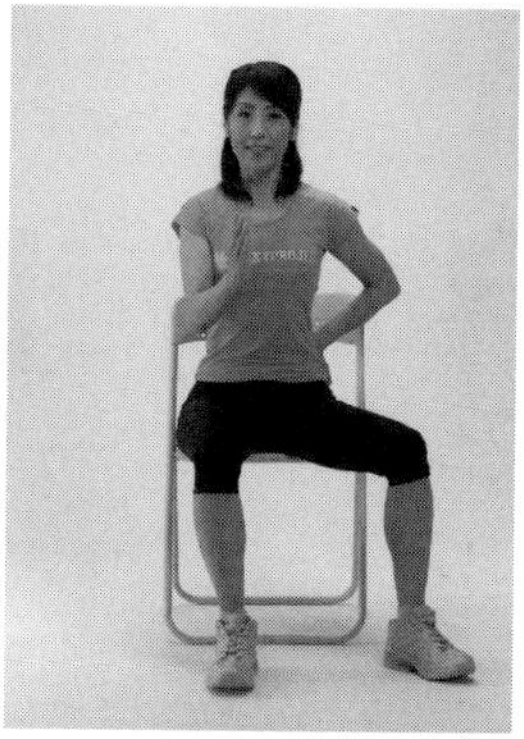

左足の膝、つま先を外側に向けて、左手をお尻につけます。

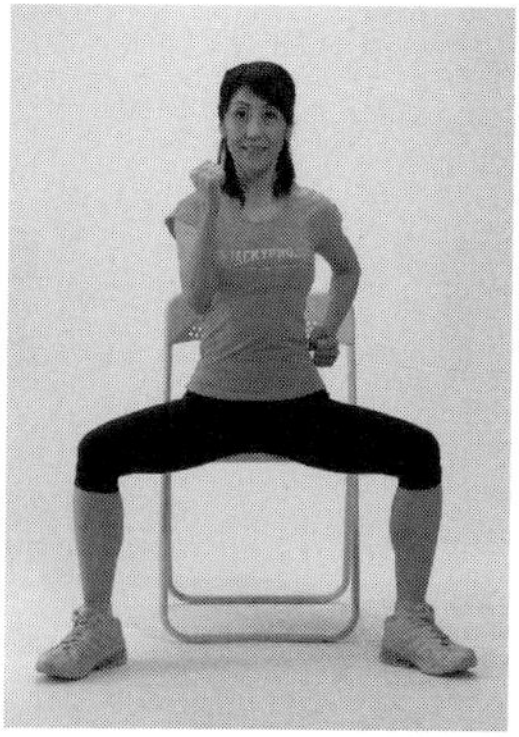

右足の膝、つま先を外側に向けて、右手をお尻につけます。

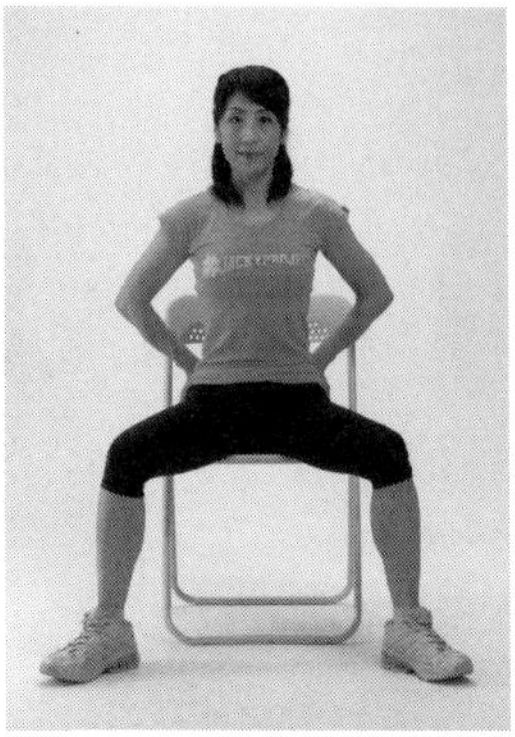

左足の膝、つま先を外側に向けて、左手をお尻につけます。

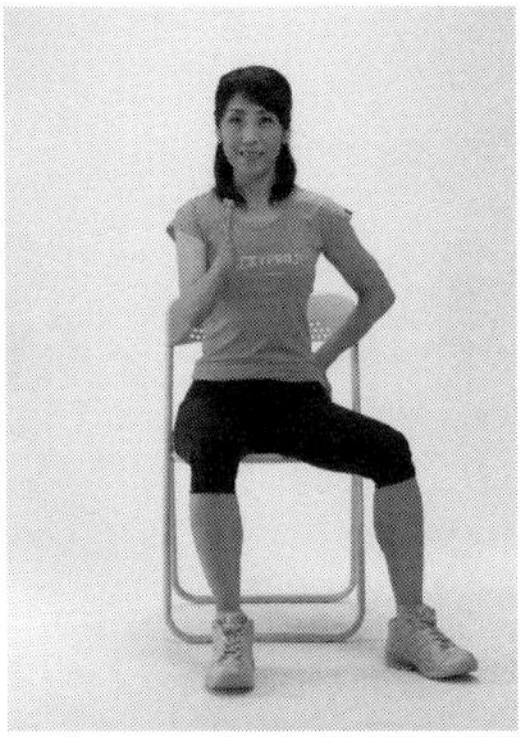

外側に向けていた右足をもとに戻しお尻の両手を前に持ってきて、手を叩きます。

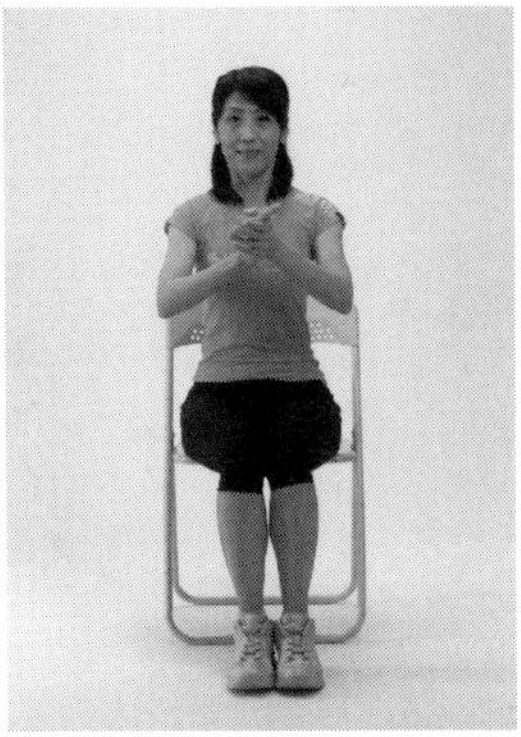

外側に向けていた左足をもとに戻してもう一度、手を叩きます。

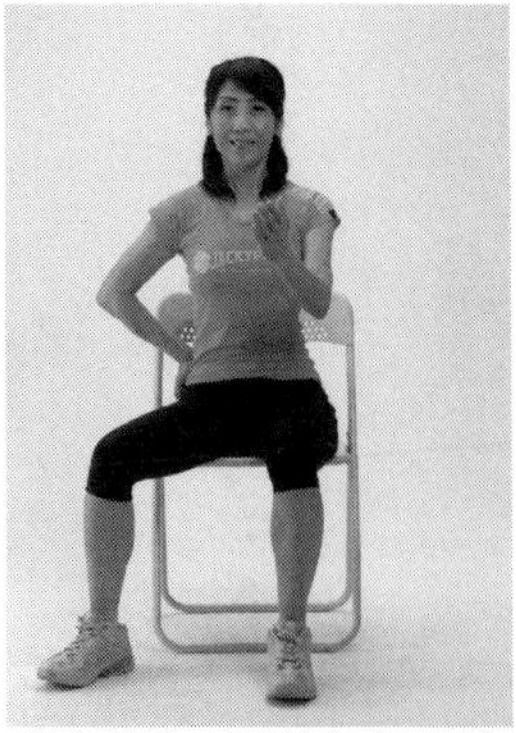

外側に向けていた左足をもとに戻して手を叩きます。

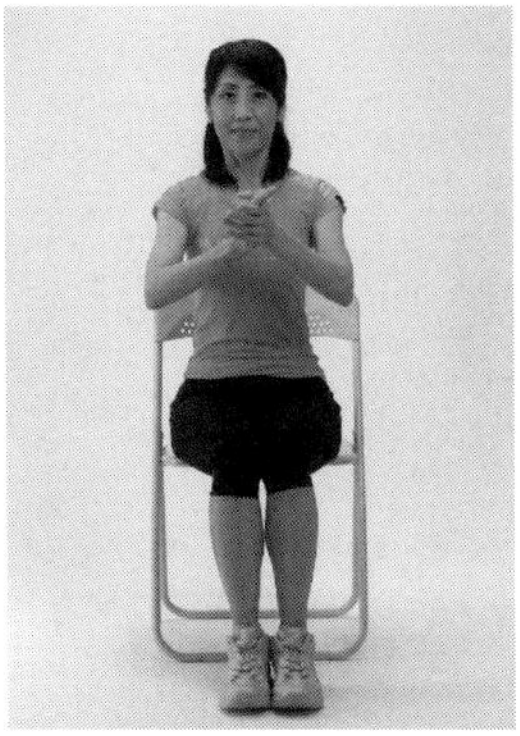

外側に向けていた右足をもとに戻してもう一度、手を叩きます。

チャレンジステップ

㉑

アウトインステップ3回＋ステップニー

この動きを2回繰り返します。

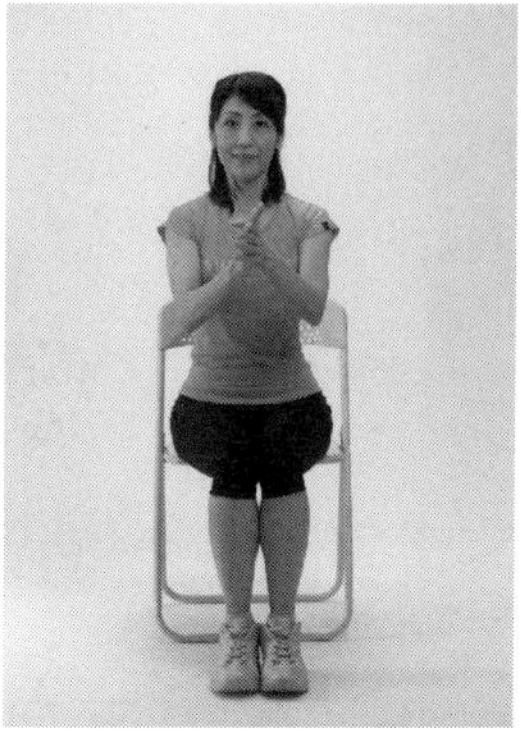

手は胸の前で合わせ、両足を閉じます。

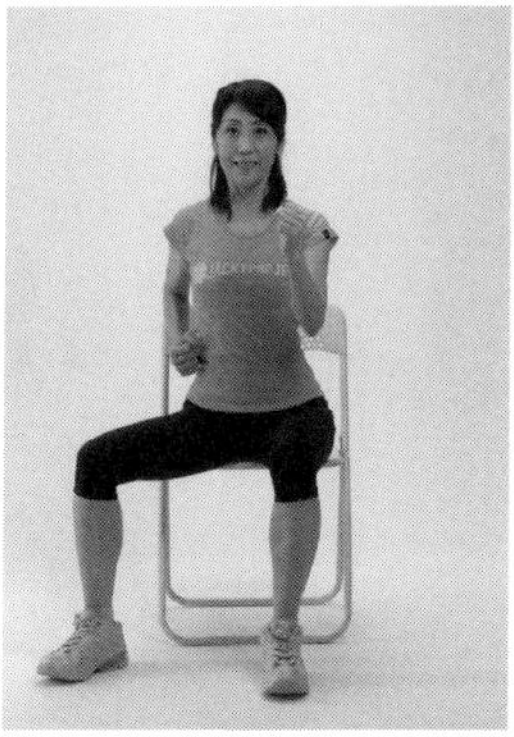

腕を振りながら、右足を外側に向けて開いて

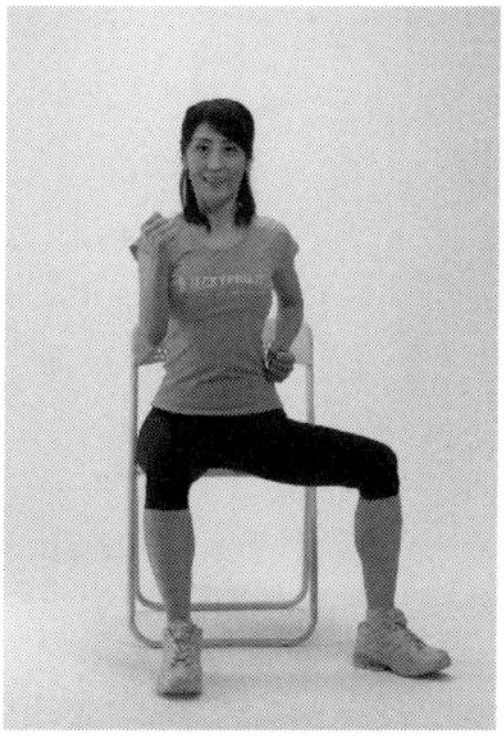

腕を振りながら、左足を外側に向けて開いて

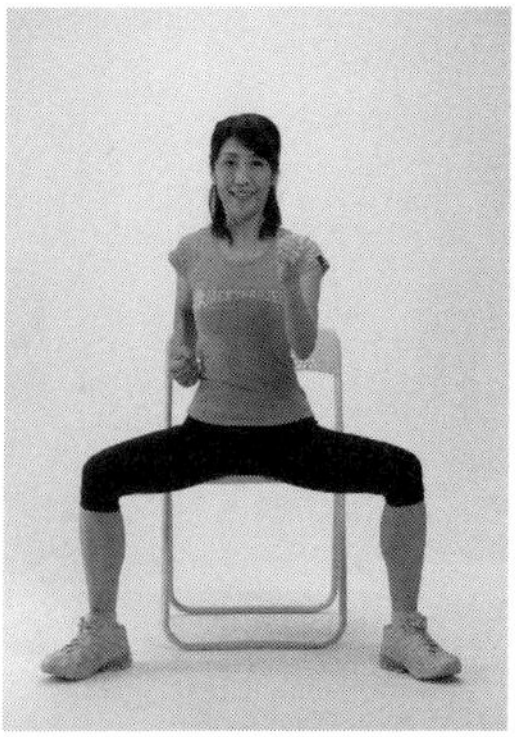

右足を外に向けて開いて

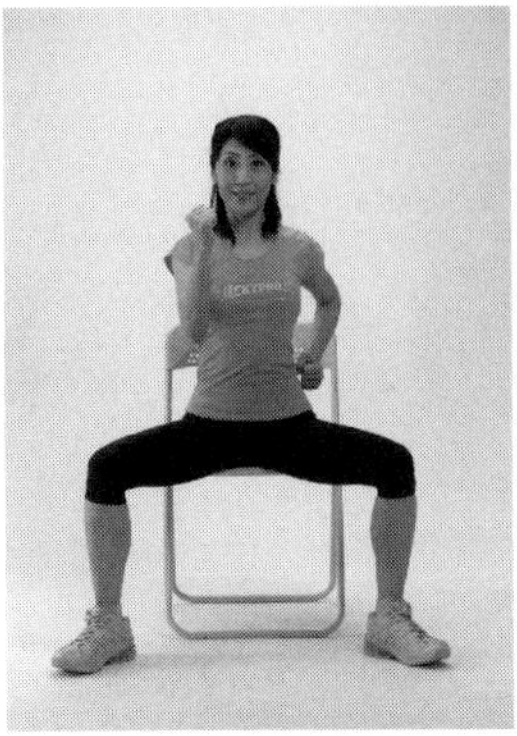

左足を外側に向け
て開いて

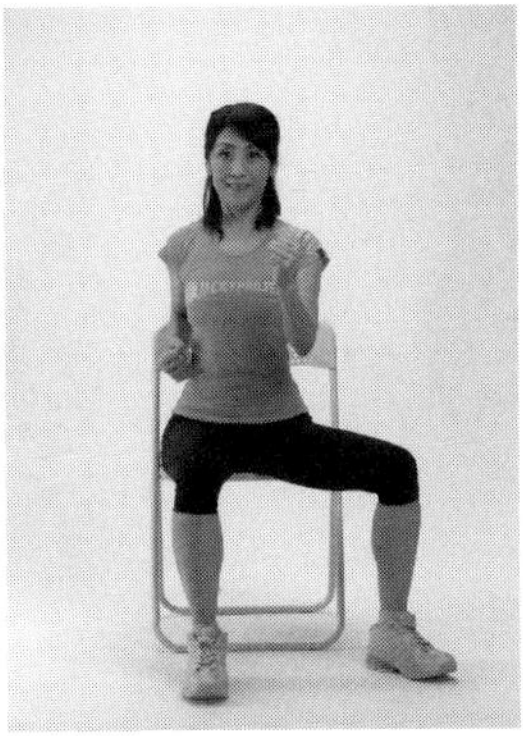

右足を閉じて

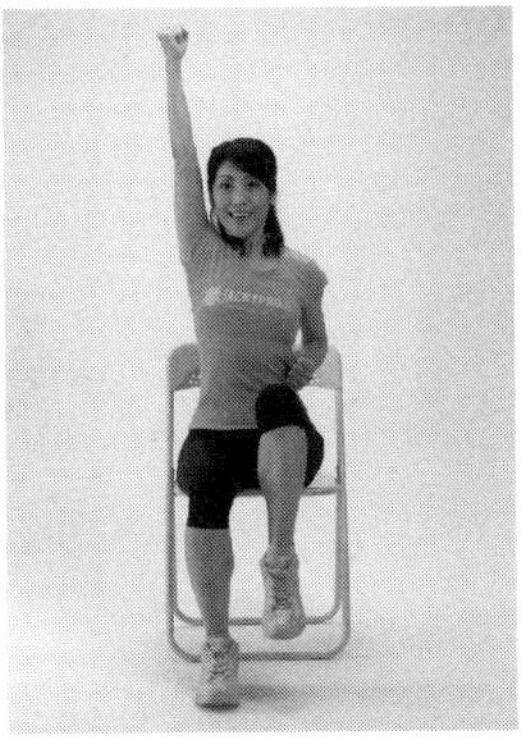

左足を上に上げ右
手 を 上 に 上 げ ま
す。

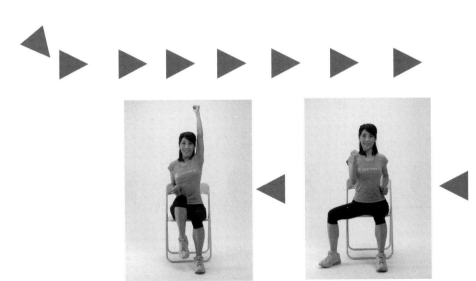

左足を閉じて

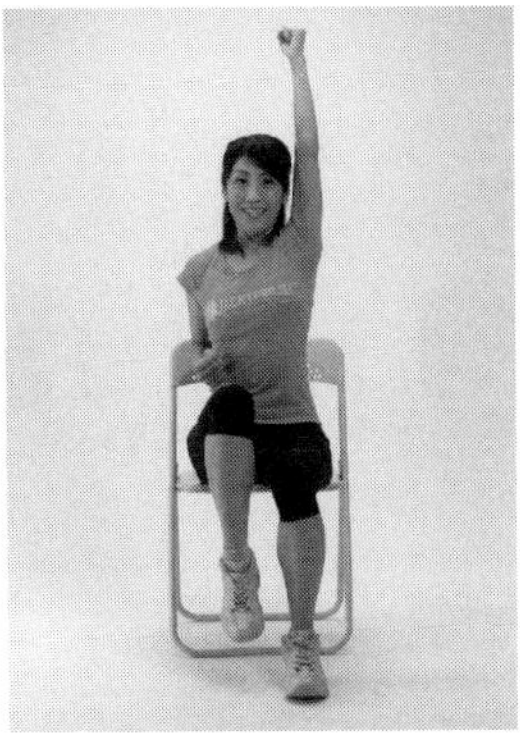

右足を上に上げ左
手を上に上げます

チャレンジステップ ㉒

トライアングルステップ

この動きを2回繰り返します。

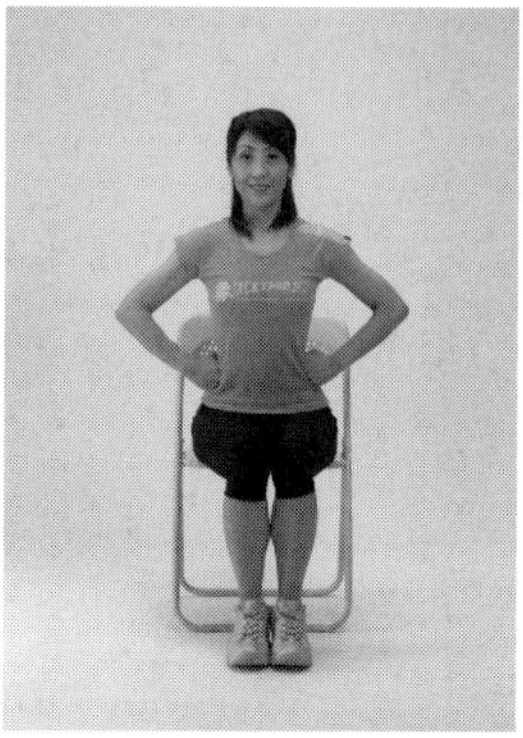

足を閉じて、手は握ったまま腰にあてます。

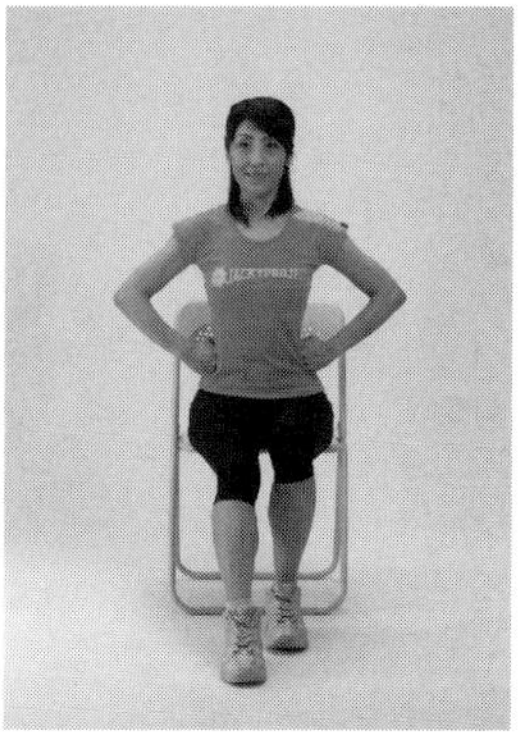

右足のつま先を一歩前に置きます。

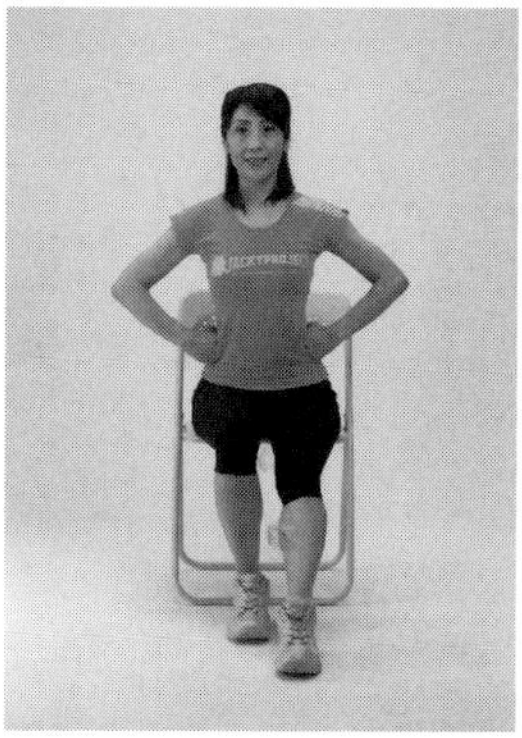

左足のつま先を一歩前に置きます。

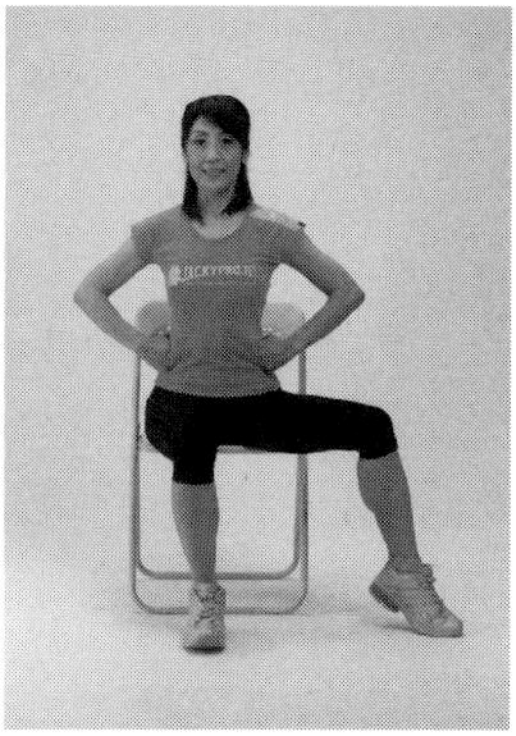

前に置いた左足を横に広げ、つま先タッチ。

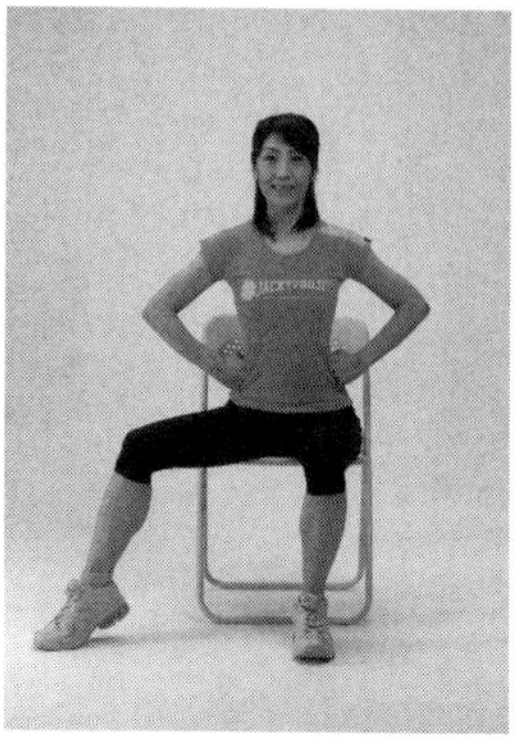

前に置いた右足を横に広げ、つま先タッチ。膝を外に向けると、お尻が閉まります。

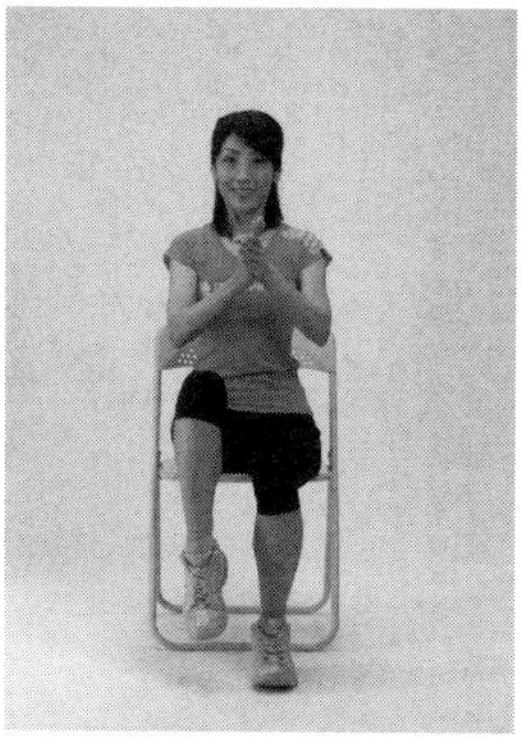

外に広げた右足の膝を上げ、体の前で手を叩きます。

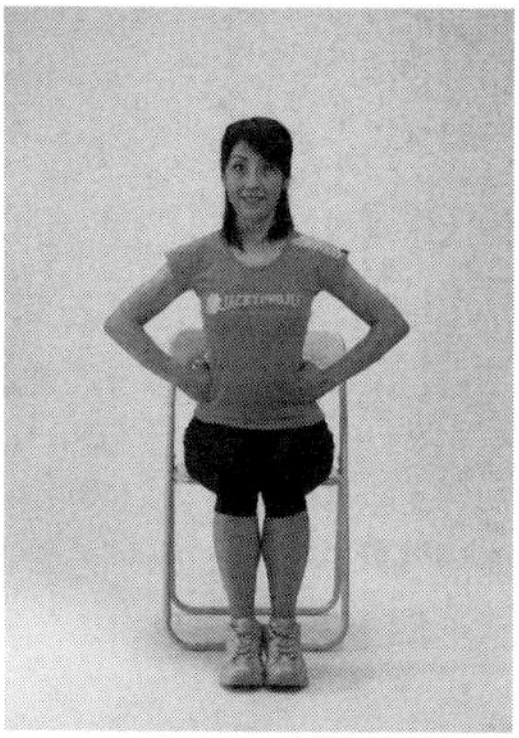

右足を閉じて下ろし、手は腰に戻します。

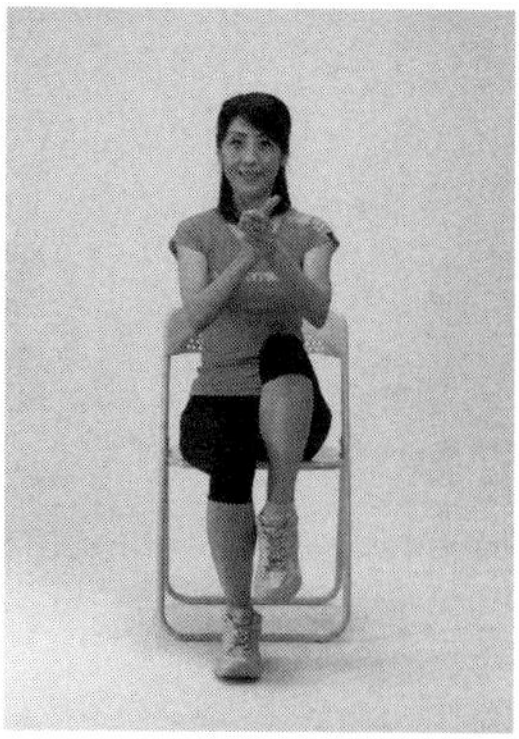

外に広げた左足の膝を上げ、体の前で手を叩きます。

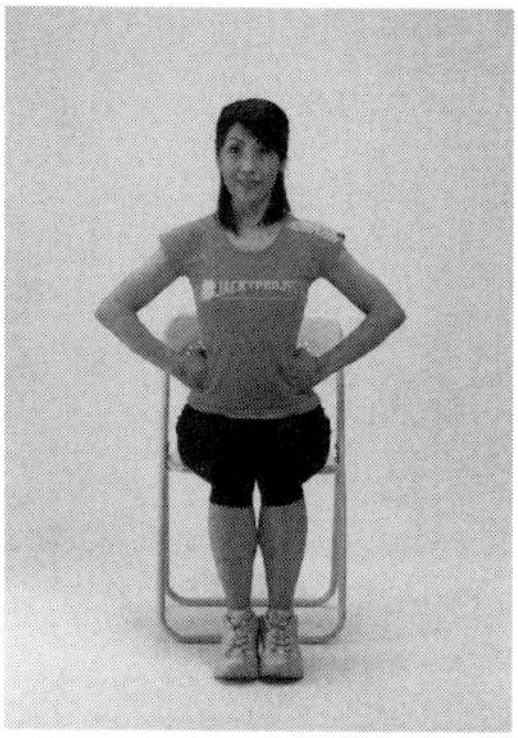

左足を閉じて下ろし、手は腰に戻します。

チャレンジステップ ㉓

ボックスステップ

この動きを2回繰り返します。

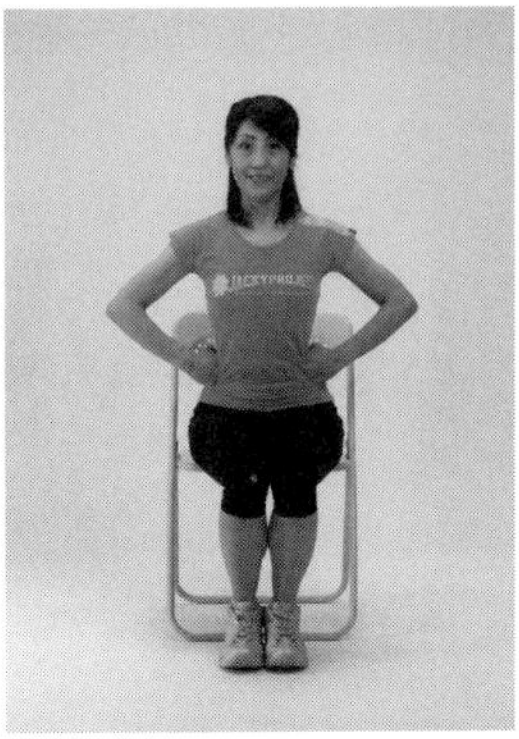

足を閉じて、手は握ったまま腰にあてます。

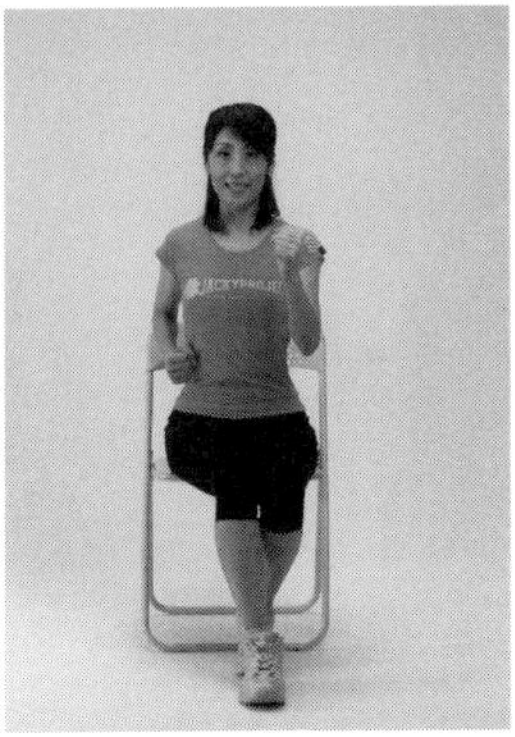

腕を振りながら、右足をオヘソの前あたりに置きます。

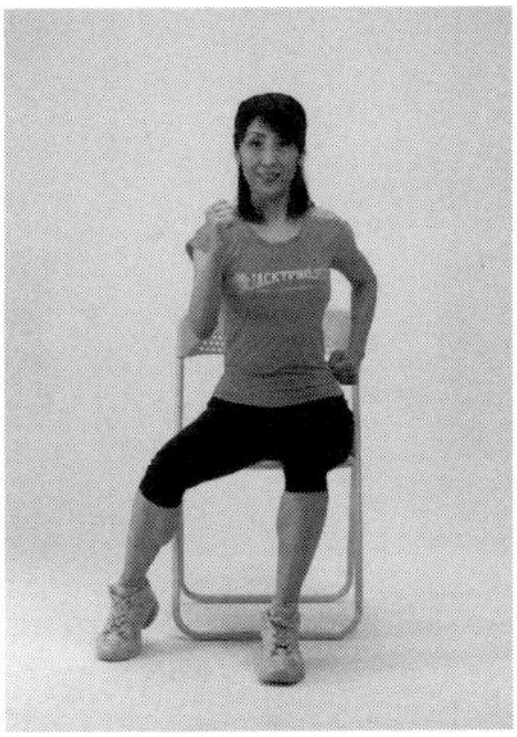

腕を振りながら、左足をオヘソの前あたりに置きます。

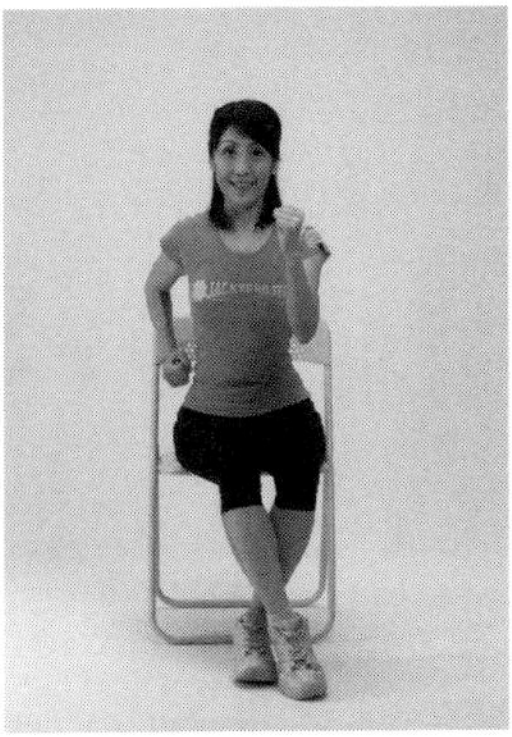

腕を振りながら、右足を左足の前にクロスするように置きます。

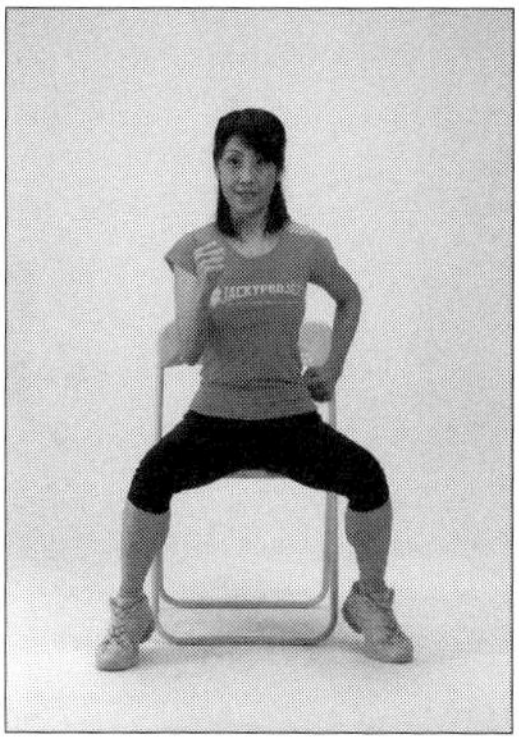

腕を振りながら、
左足を外側に置きます。

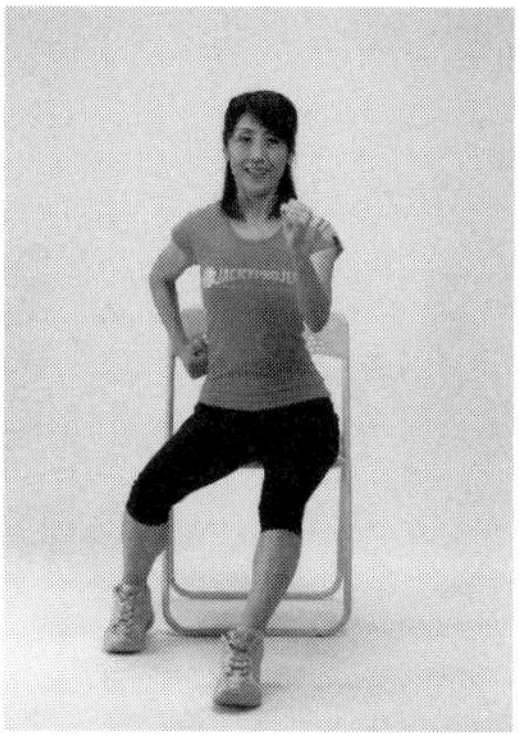

腕を振りながら、
右足を外側に置きます。

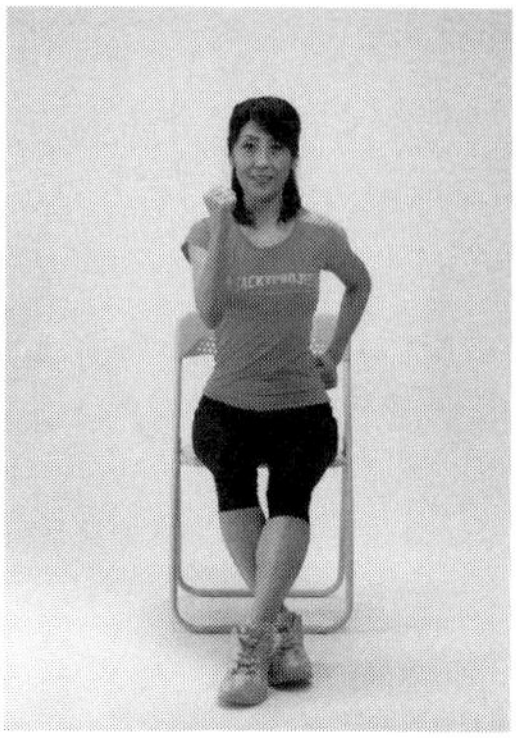

腕を振りながら、
左足を右足の前にクロスするように置きます。

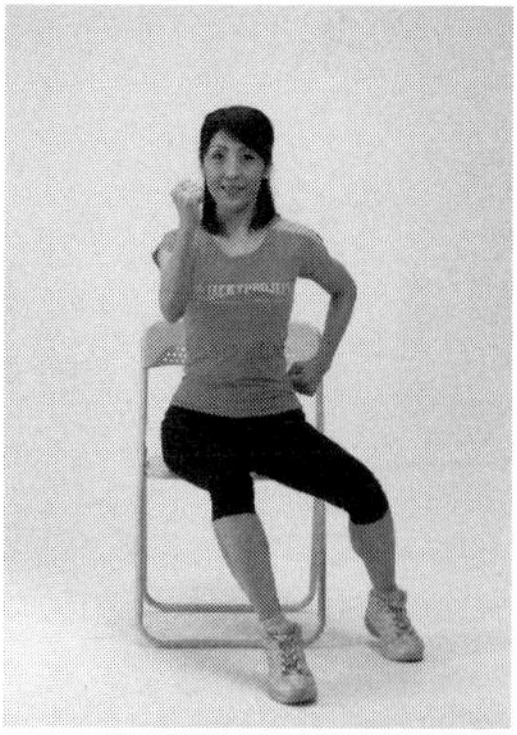

腕を振りながら、
左足を外側に置きます。

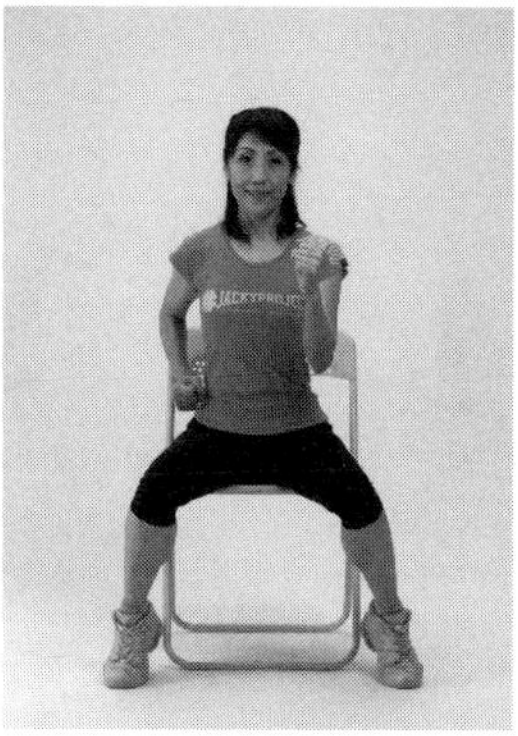

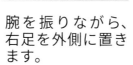

腕を振りながら、
右足を外側に置きます。

Chapter 3

筋トレ（レジスタンストレーニング）

筋トレ（レジスタンストレーニング）

筋肉に抵抗（レジスタンス）をかける動作を繰り返し行う運動を「レジスタンストレーニング」（またはレジスタンス運動）と言います。

筋肉トレーニングは、筋力を維持したり、筋肉を強くしたり、引き締めたりするのに大変重要で、きついトレーニングをしなくても効果が出ることがわかっています。

また、年齢に関係なく、高齢であっても効果が出ることも明らかになっています。

筋肉トレーニングを始めると、最初は筋肉痛や疲労感が出ることもありますが、続けることにより、身体が慣れ対応できるようになってきます。「筋肉痛が出た」というのは、その筋肉を動かせた成果ということになりますね。

ですが、筋肉痛は「感じる方」も「感じない方」もいます。筋肉痛を感じない方も効果がないわけではありません。

高齢者の方の場合、8～12回程度の回数を、一般の方なら10～15回程度の回数を反復し、それを1～3セット、無理のない範囲で行うことが勧められています。

そして、筋肉はトレーニング後から、じわじわと成長や回復をします。レジスタンストレーニングは標的の筋肉に負荷をかける運動なので、その筋肉のじゅうぶんな回復期間として、トレーニングの間隔をあける必要があります。

筋トレは毎日ではなくても大丈夫です。2～3日に1回、週あたり3～4回ほどの運動頻度が推奨されています。無理のない範囲で「継続的」に行うようにしてください（本書で紹介している筋トレは毎日行っても大丈夫ですが、回数をたくさん行う場合は、週3～4回程度、初めは週1回でも良いでしょう）。

レジスタンストレーニングの効果に関しては様々な研究やデータ解析が

なされており、本書で推奨している、有酸素運動とレジスタンストレーニングの2種類の運動を組み合わせて行うと、ヘモグロビンA1cや空腹時血糖値、血圧値、中性脂肪値などがより低下することが明らかになっています。

その他、次のような効果もわかっています。

①筋力と筋持久力を高める

②以下にあげた心臓血管系疾患に関する危険因子を軽減させ、心臓血管系能力を向上させる可能性がある

・高血圧患者の安静時血圧を低下させる

・標準的な運動中の心拍数、血圧およびRate pressure product（RPP）を減少させる

・血中脂質プロフィールの適度な改善

・糖尿病患者の耐糖能の改善及びヘモグロビンA1cの減少

③骨密度の増加を促し、加齢による骨密度の低下を軽減するため、骨粗鬆

症の発症遅延、または防止ができる

④心身症とうつ病の防止につながる可能性がある。また自己効力感と精神的な健康に対する効果も期待できる。

高齢者の方にとっては、筋力トレーニングを行うことで、筋力増強の効果を得られ、身体を支える抗重力筋（地球の重力に対して身体の姿勢を支えるために働く筋肉のこと。背中、腹部、お尻、太もも、ふくらはぎが前後に伸び縮みしながら、重力に対しバランスを保つ力のこと）の筋力増強により、姿勢保持能力の向上、転倒予防、移動能力の向上を図ることができ、生活の質が向上します。

そして、高齢者の多くの方が困っている「腰痛」「膝痛」の予防や軽減にもつながります。

参考文献
ACSM（アメリカスポーツ医学会）運小津処方の指針
運動負荷試験と運動プログラム　原書第8版　南江堂2013
石井直方ほか、トレーニング用語辞典 新訂版・森永製菓株式会社健康事業部2001

㉔ つま先立ち

この動きを4回繰り返します。

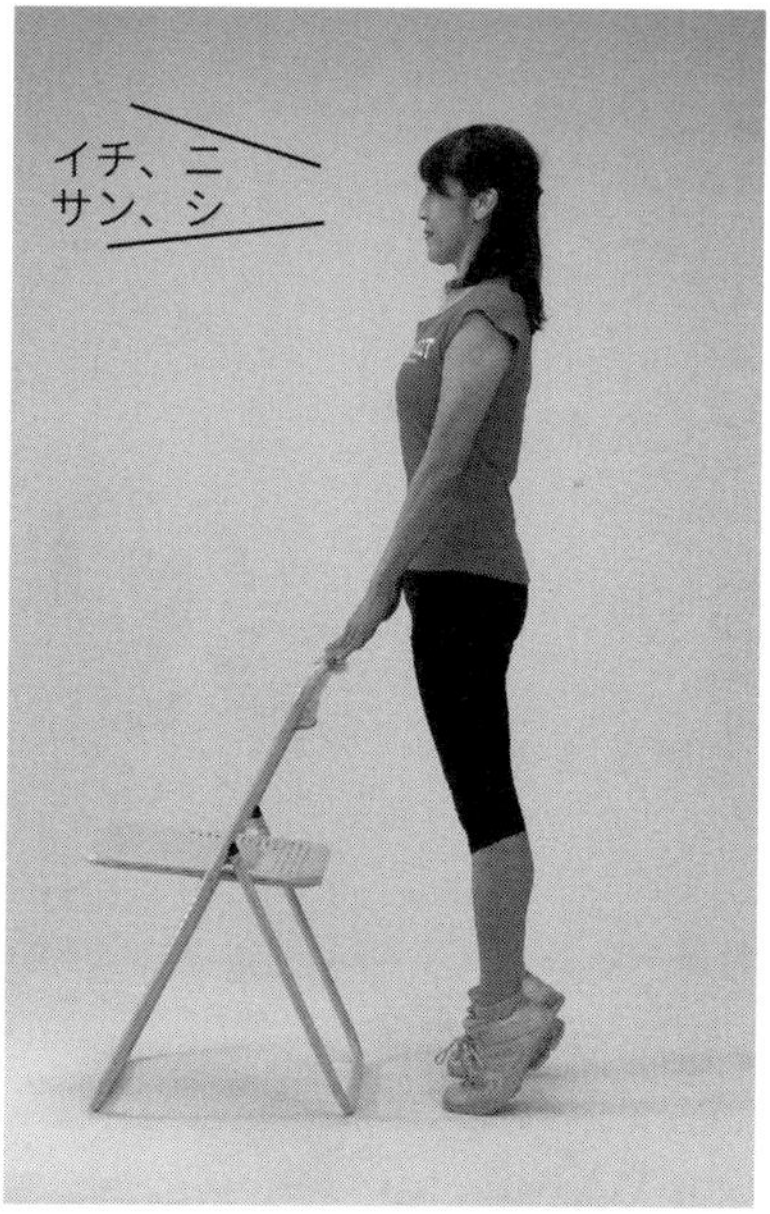

イスに捕まって、イチ、ニ、サン、シのリズムでゆっくりとかかとをあげます。まっすぐ立つのがポイント！

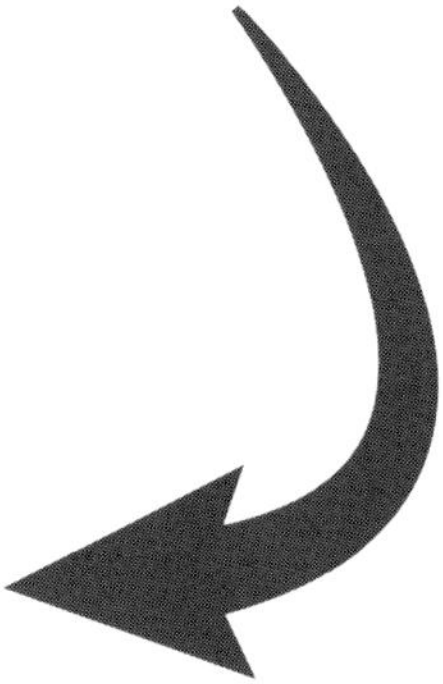

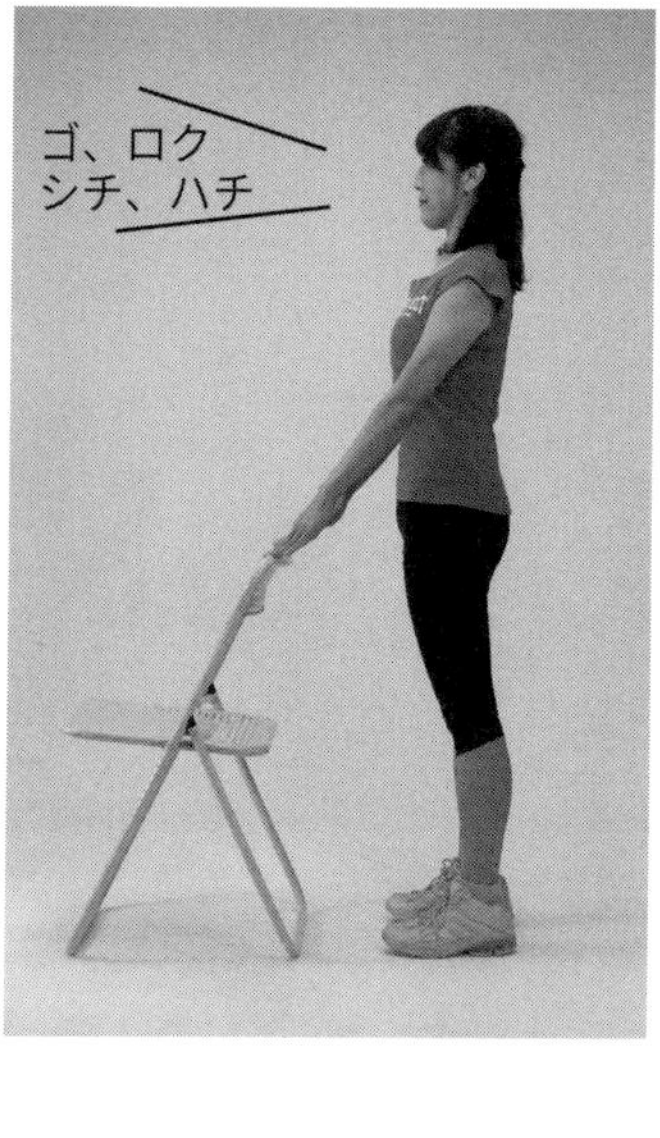

ゴ、ロク、シチハチのリズムでかかとを下します。

㉕ 片足バランス

この動きを4回繰り返します。

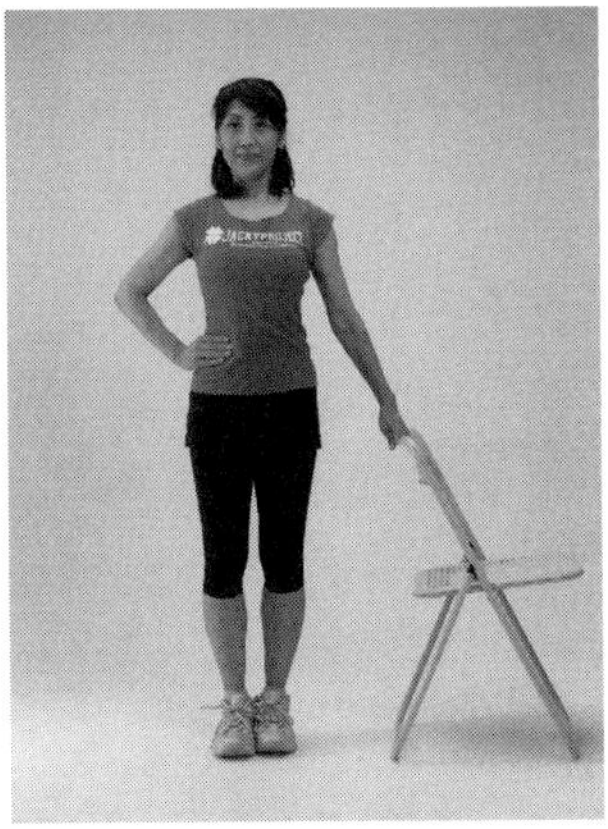

左手でイスの背を持ち、
右手は腰にあてます。

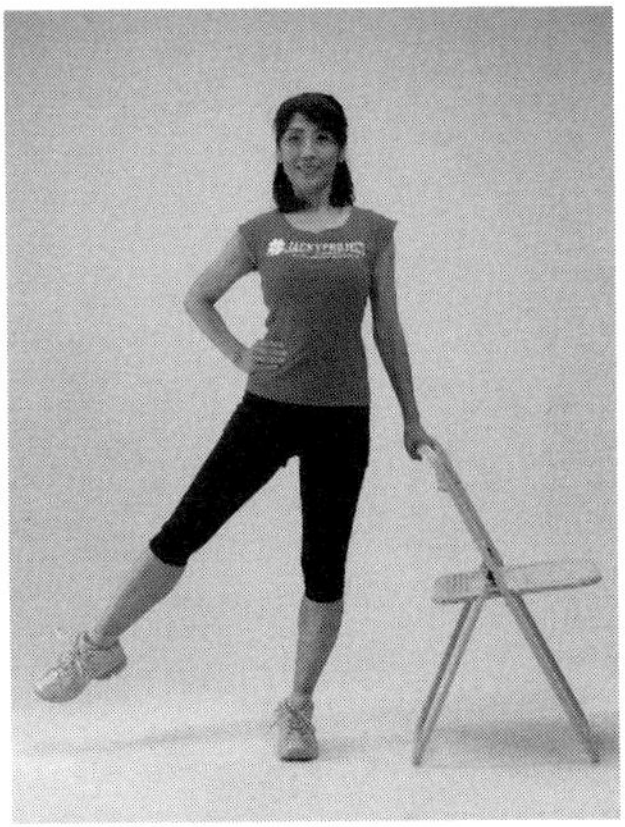

イチ、ニ、サン、シの
リズムで右足を上げ、
ゴ、ロク、シチ、ハチ
で下ろします。

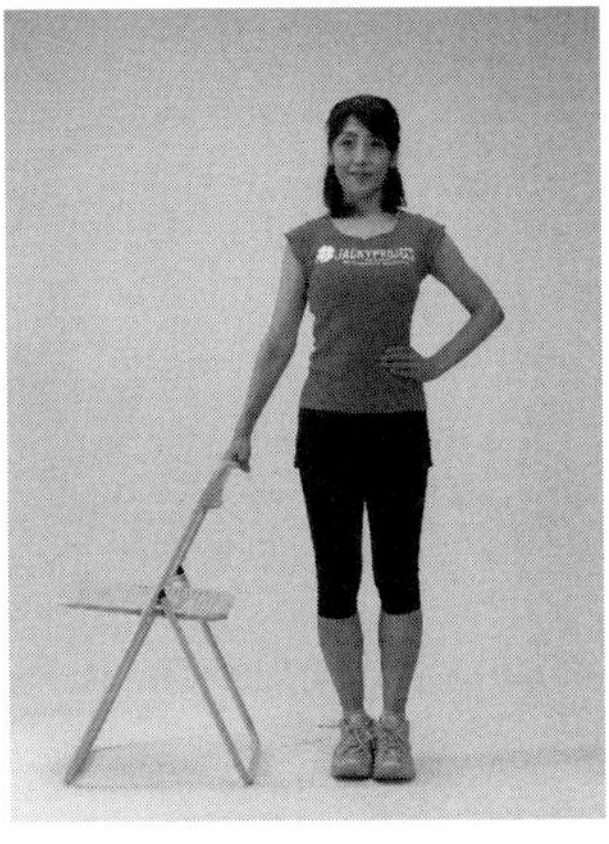

右手でイスの背を持ち、
左手は腰にあてます。

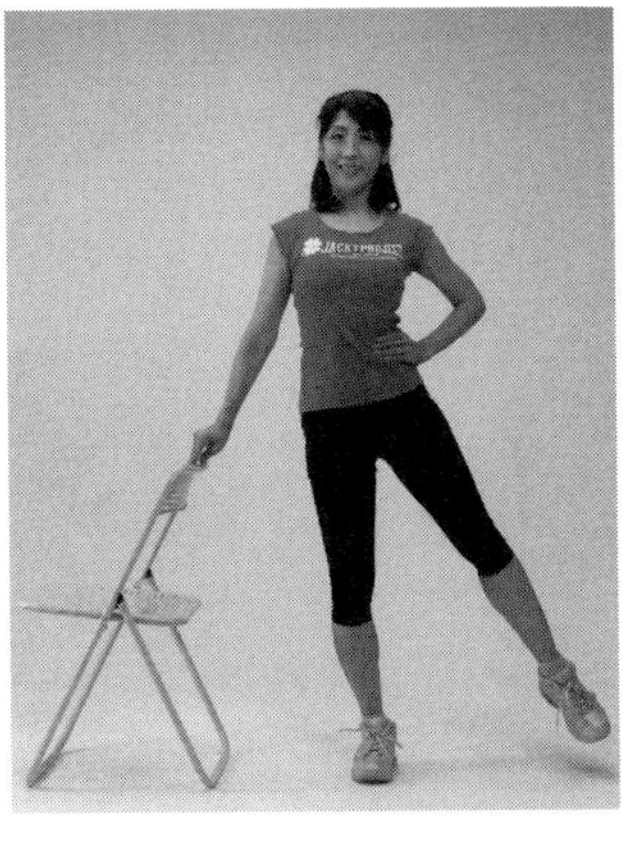

イチ、ニ、サン、シの
リズムで左足を上げ、
ゴ、ロク、シチ、ハチ
で下ろします。

㉖ レッグカール

この動きを4回繰り返します。

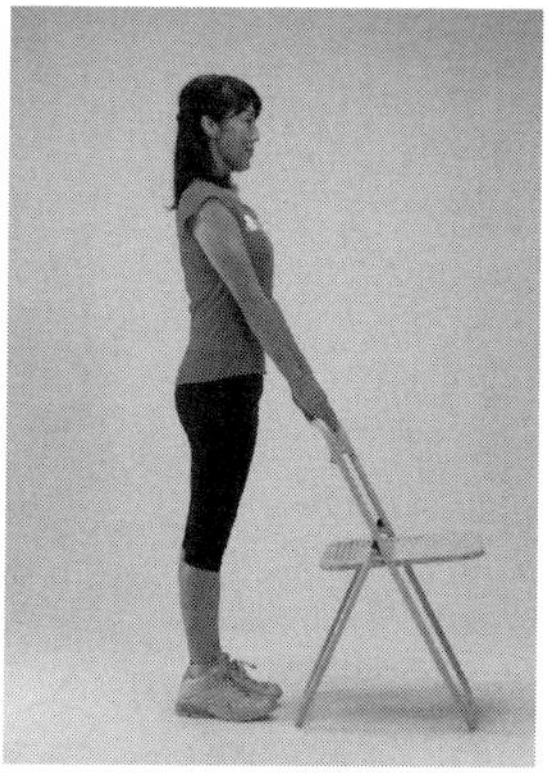

レッグカールで太ももの裏を強化します。
両手でイスの背を持ちます。

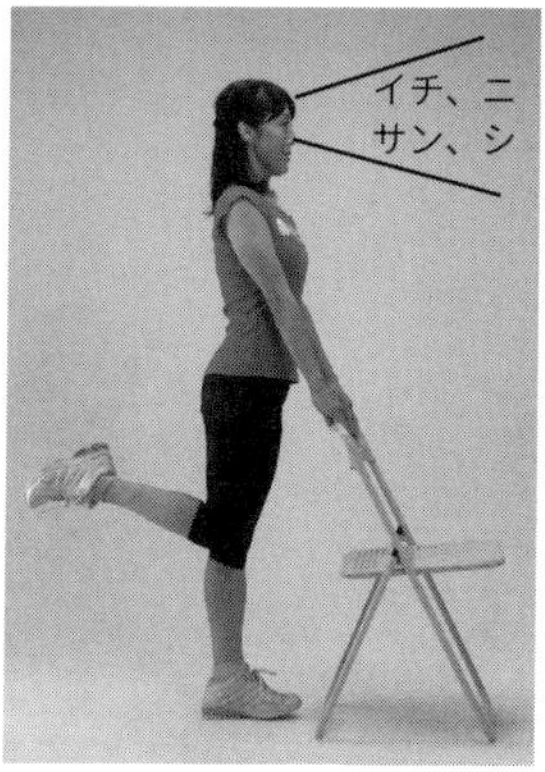

膝を前に出さないように注意し、イチ、ニ、サン、シのリズムで、右膝を後ろに曲げます。

反対側から見ています

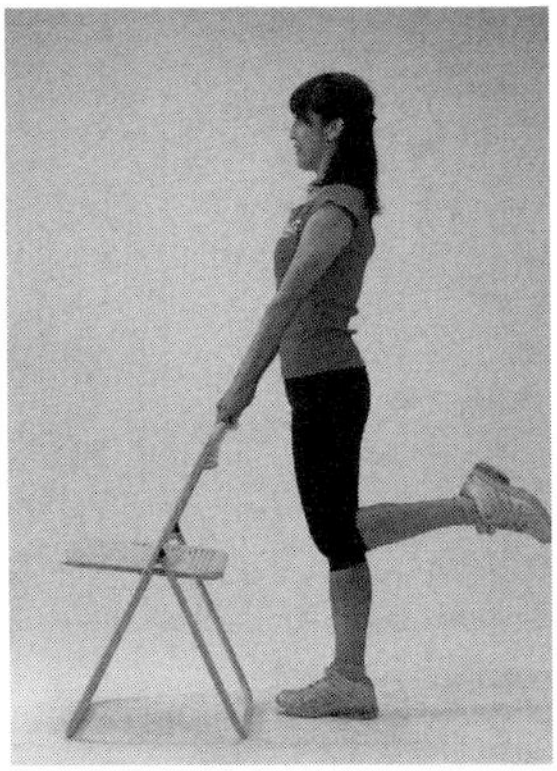

同じリズムで、今度は左膝を後ろに曲げて、もとに戻します。これを４回繰り返します。

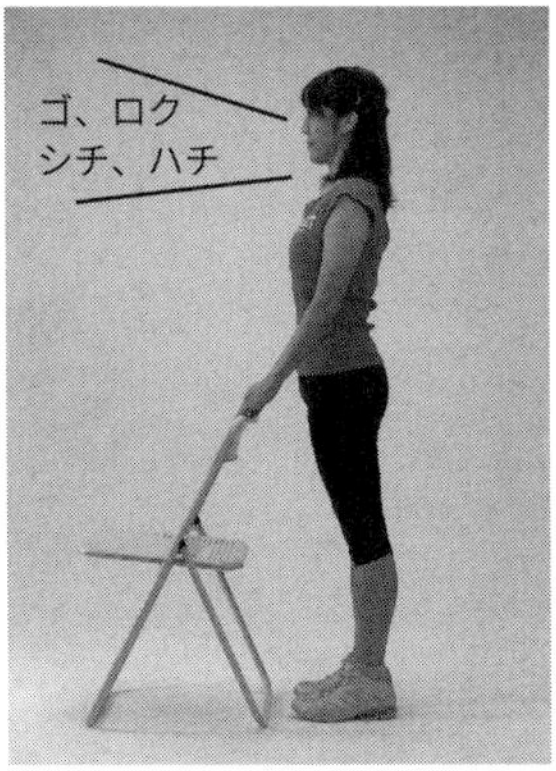

ゴ、ロク、シチ、ハチのリズムで右膝を元に戻します。

㉗ スクワット

この動きを4回繰り返します。

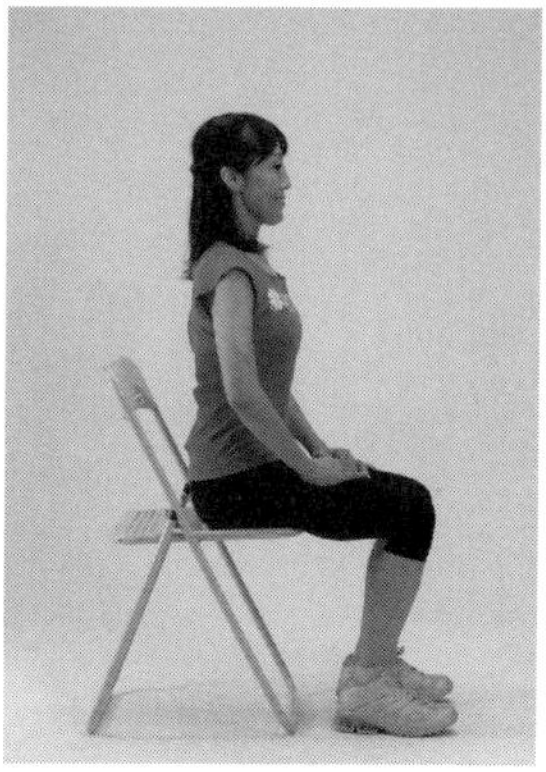

正しい姿勢でイスに座ります。

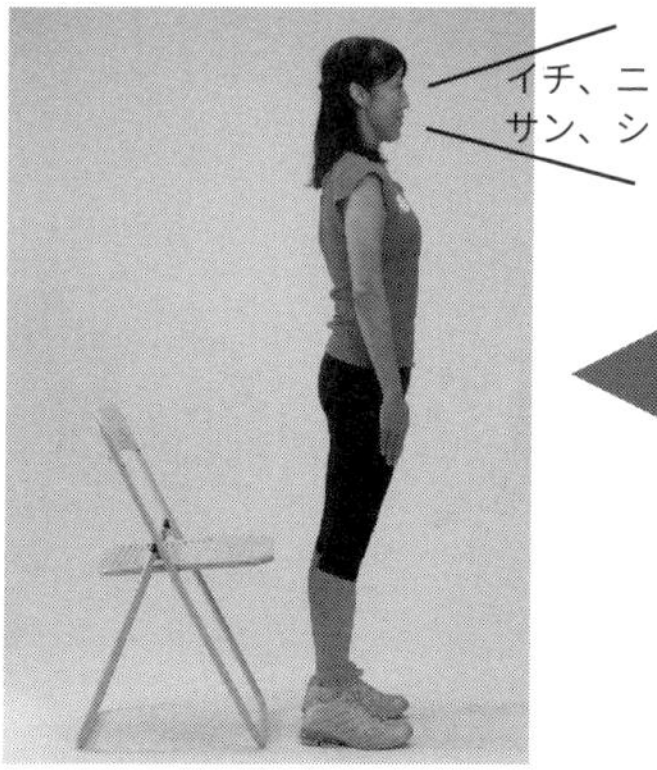

イチ、ニ、サン、シのリズムで足を肩幅で立ち上がります。

これはダメ！

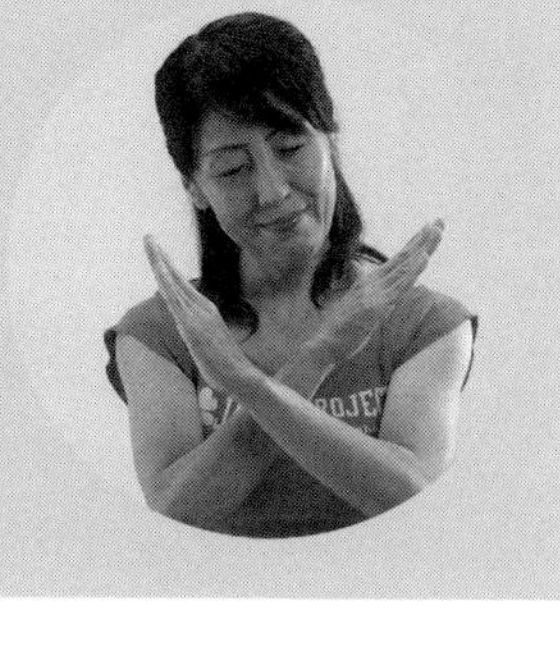

膝とつま先の向きが違う

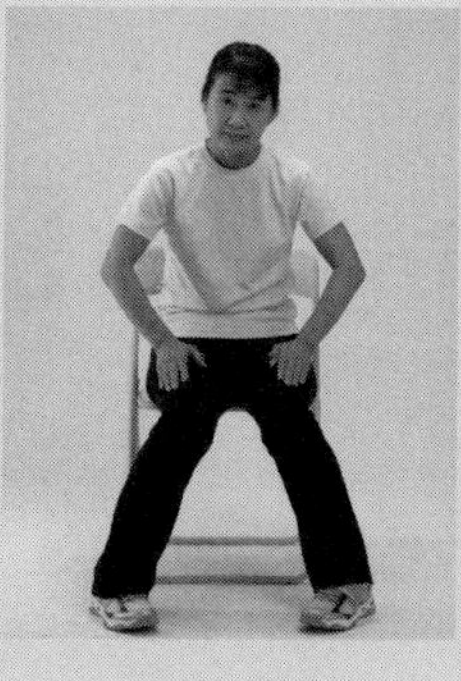

足を閉じている

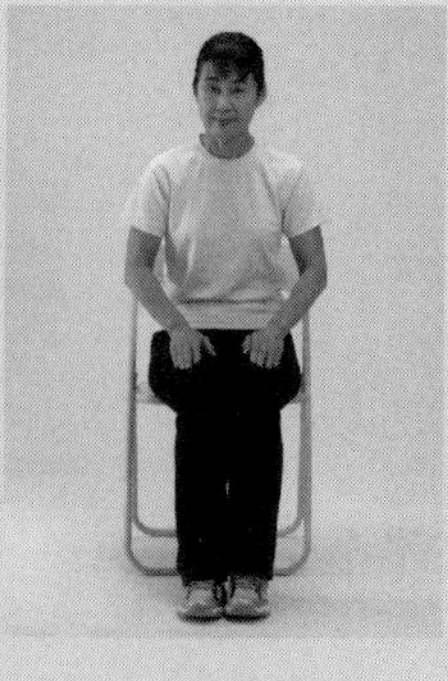

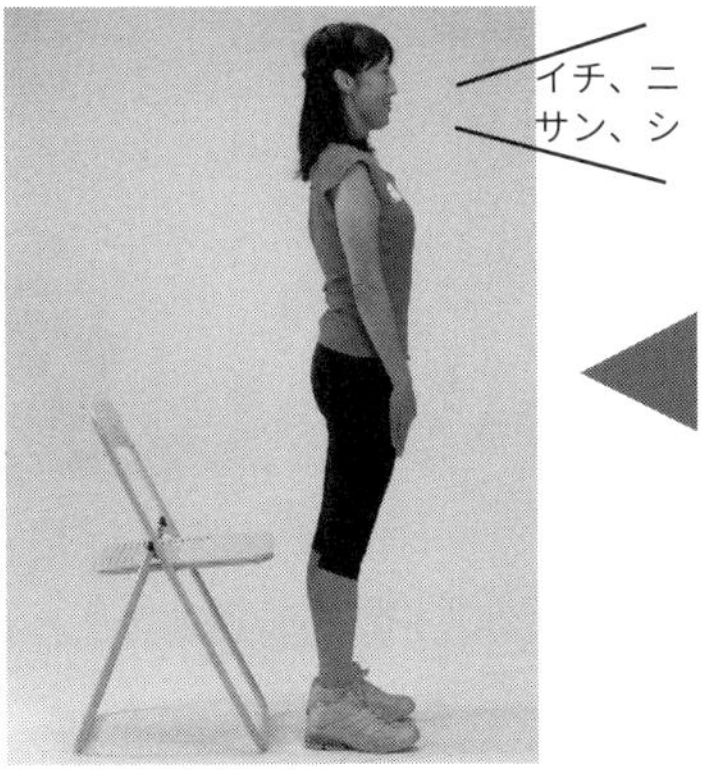

イチ、ニ、サン、シのリズムで足を肩幅で立ち上がります。
最初に戻って、これを４回繰り返します。

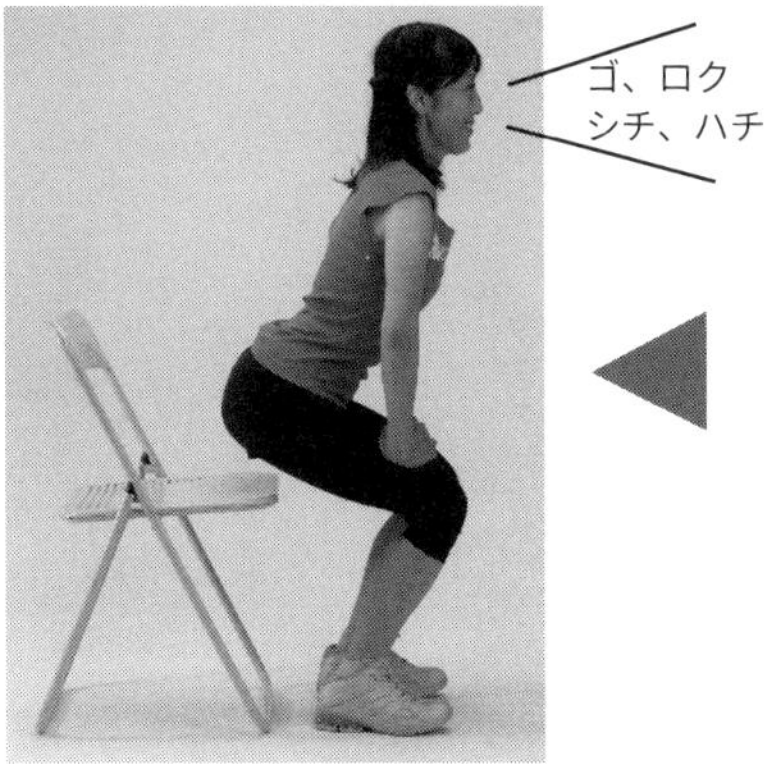
ゴ、ロク
シチ、ハチ

ゴ、ロク、シチ、ハチのリズムでお尻を下げますが、イスにはつかない位置でストップ！

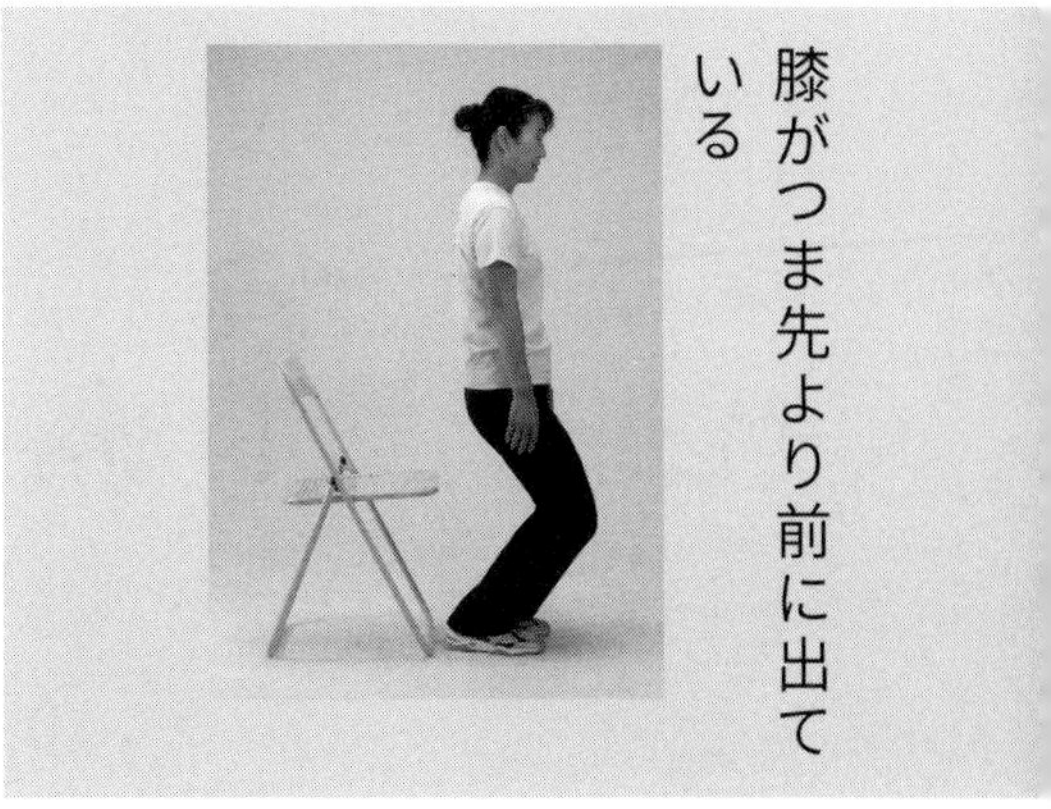
膝がつま先より前に出ている

Chapter 4

クールダウン

クールダウン

クールダウンとは、それまで行ってきた運動の整理体操のようなものです。使った筋肉を使いっぱなしにするのではなく、運動中、身体を動かすことで熱くなった筋肉を徐々に落ち着かせたり、ストレッチをしたりすることで、怪我の予防、疲労の軽減、そして、筋肉がより動きやすくなり、運動の効果が上がることも期待できます。

あちこちの筋肉は、使いっぱなしで終わってしまうと、筋肉がかたくなって、逆に動きにくくなったり、かたくなった筋肉は引きしまりにくくなります。

「最近、運動を始めたけど、足が痛くなって、続けられなくなってきた」

こうしたご相談を高齢者の方から受けることがあります。

とくに怪我はしておらず、検証していくと、ストレッチ不足のせいで筋肉が動きにくくなっていることもよくあるのです。

きついストレッチではなく、動かしたことで血流の良くなった筋肉に対し、軽めの適度なストレッチを行うことで、筋肉は弾力を取り戻し、より動きやすくなる効果が出てきます。

運動後の最後のストレッチは、1箇所20秒（ACSMアメリカスポーツ医学会推奨）、高齢者の方の場合は20〜30秒をお勧めします。数えるときに、早く数えてしまう方が多いですが、秒針と同じスピードで数えてみてくださいね。「痛い」と思うほど無理をせず、「ああ気持ちよく伸びているな」と感じる程度が適切です。

レジスタンストレーニング（筋トレ）を行わず、有酸素運動だけをする日にも、必ずクールダウンやストレッチは行ってください。

心拍数を落ち着けたり、呼吸を落ち着けたりする効果もあり、忙しいときには、このストレッチを行うだけでも身体は動きやすくなったり、肩凝り、腰痛の予防にもなります。寝る前に行うと質の良い睡眠が得られると言う報告もあります。深呼吸をしながら行ってくださいね。

㉘ 背中のストレッチ

背中を丸くするイメージで

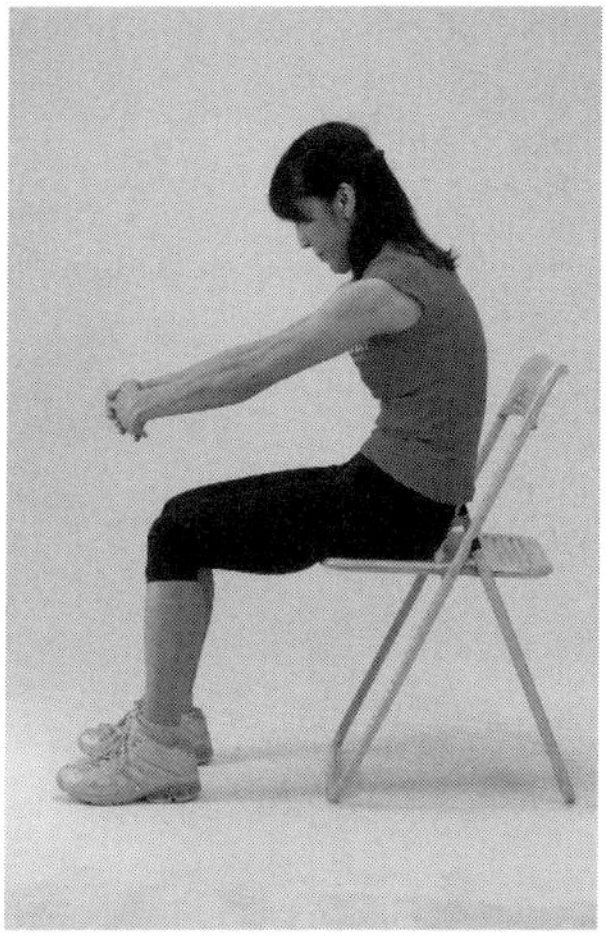

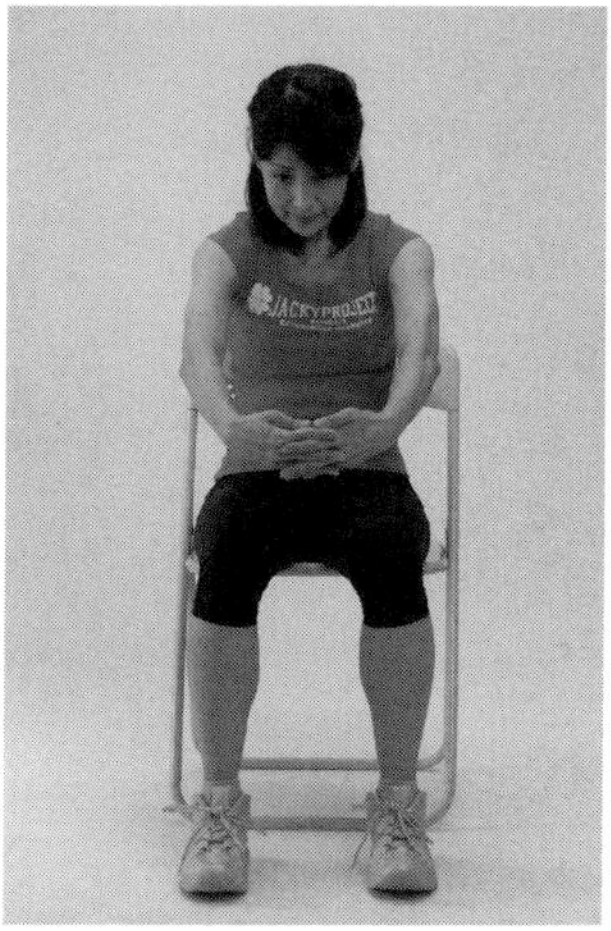

背中がお尻よりも後ろになるようにします。背中を丸くすることでストレッチがかかります。

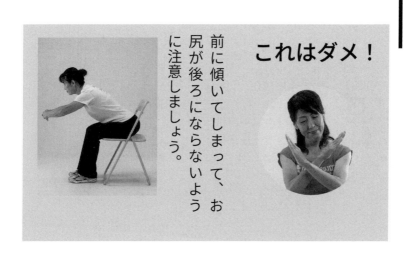

これはダメ！

前に傾いてしまって、お尻が後ろにならないように注意しましょう。

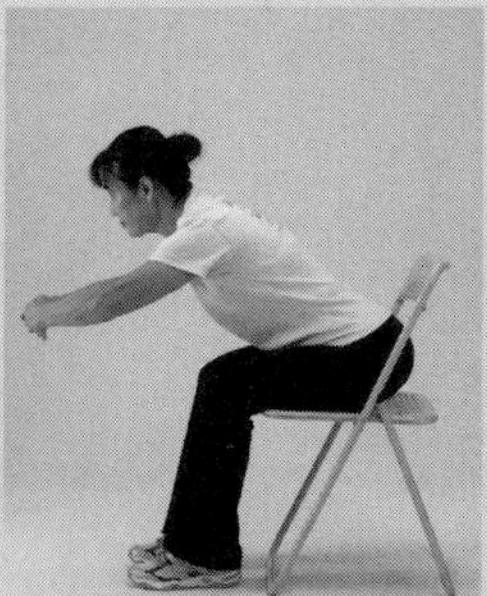

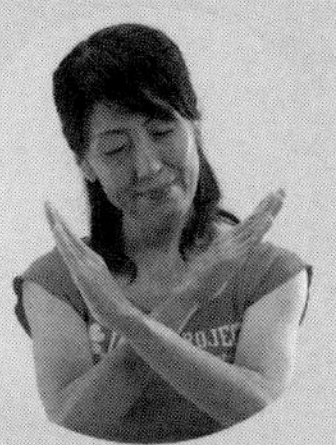

㉙ 胸のストレッチ

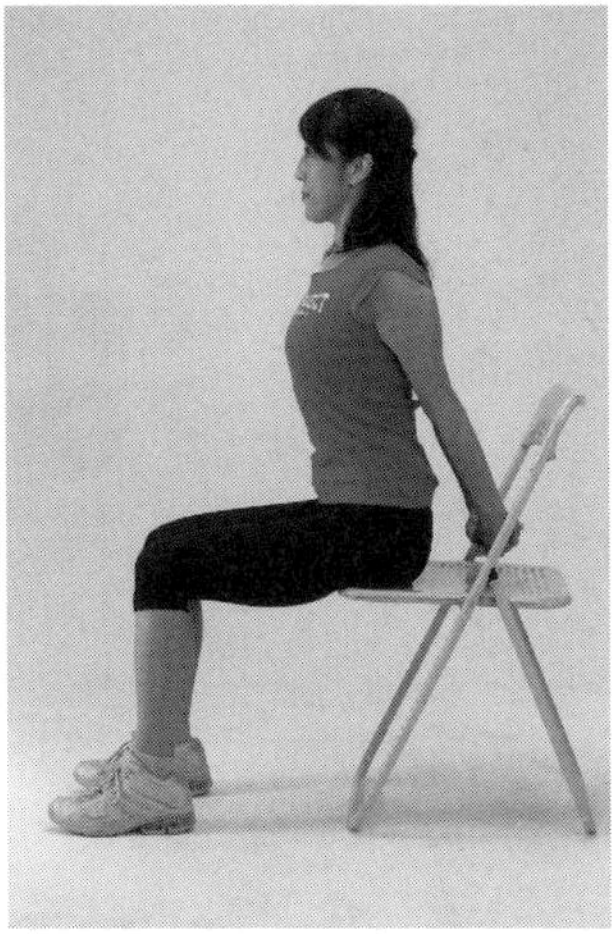

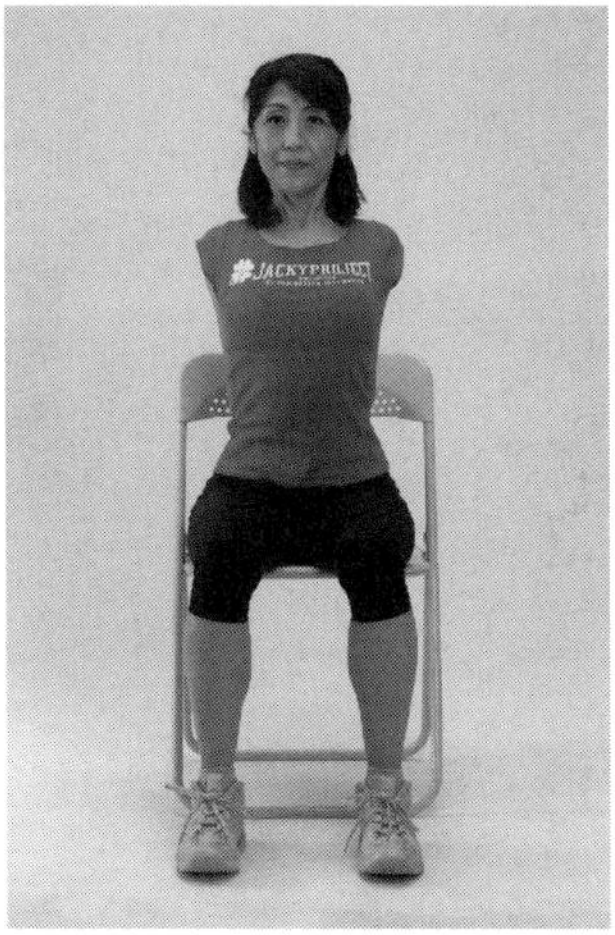

体の後ろで手を組んで、胸を張ります。腰だけ沿ってしまったり、手をあげすぎないように注意しましょう。

これはダメ！

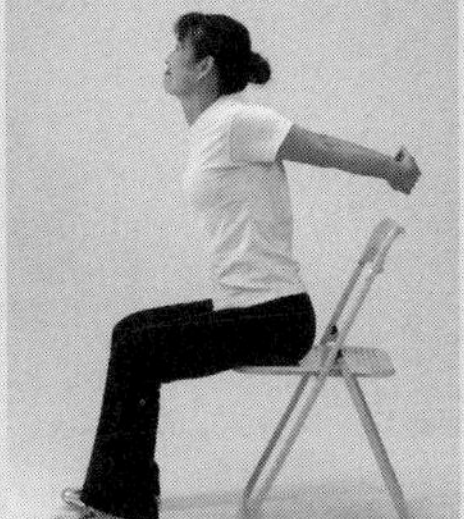

手を上げすぎ

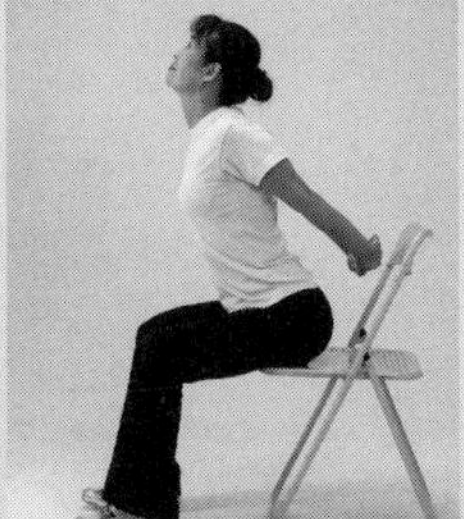

腰だけを反っている

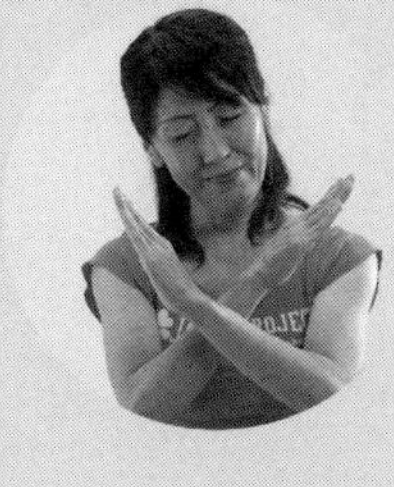

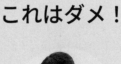

㉚ もも裏のストレッチ

この動きを4回繰り返します。

右足を前に出した状態から、膝を伸ばした状態のままゆっくりと、お腹をももに近づけます。頭を下げすぎないように、心臓よりも高い位置に置いておきます。

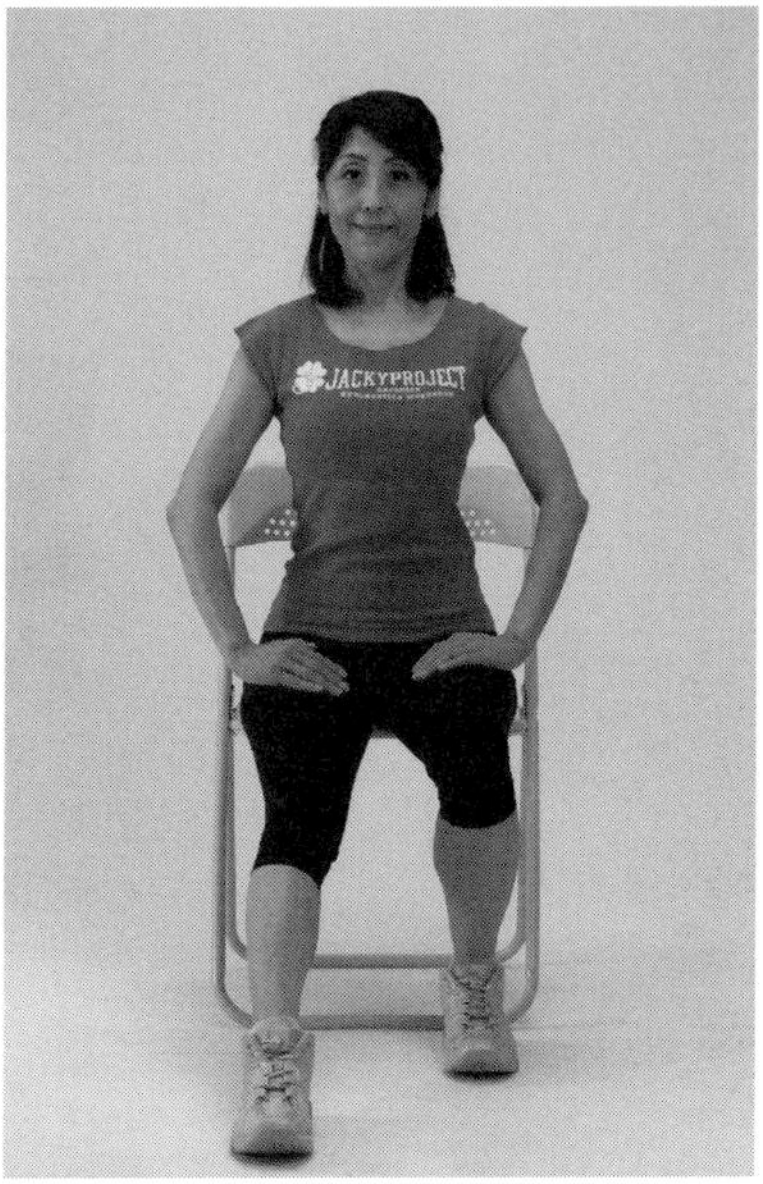

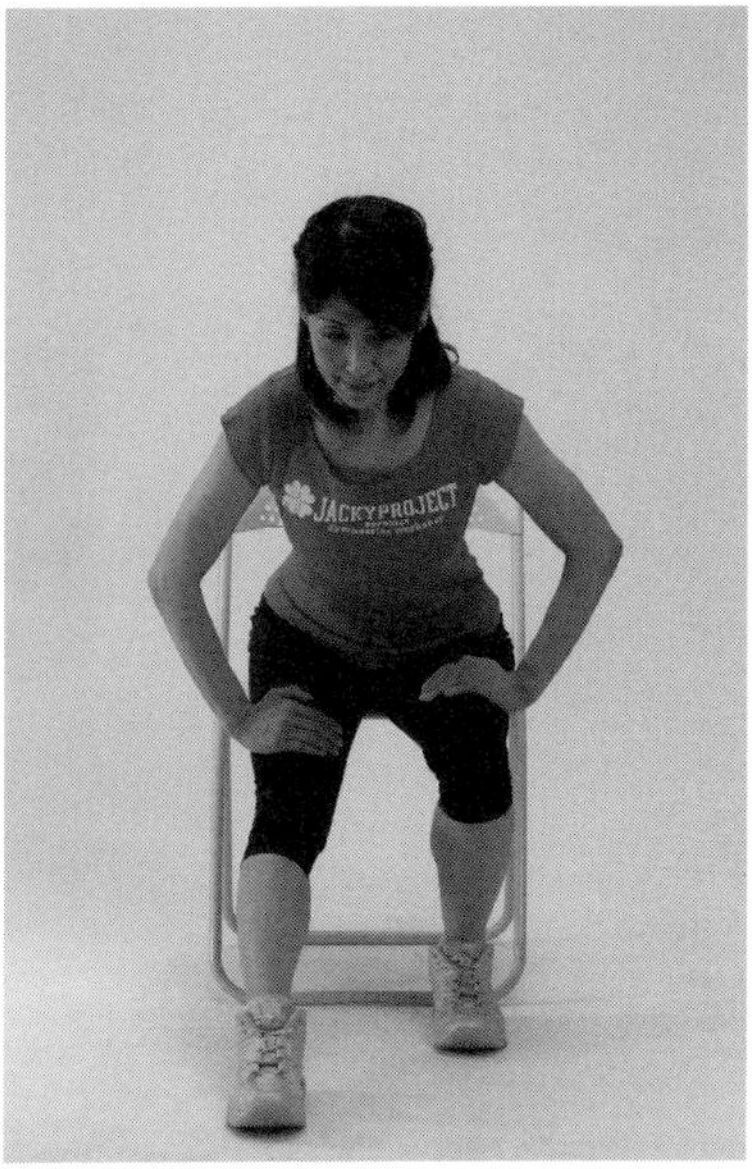

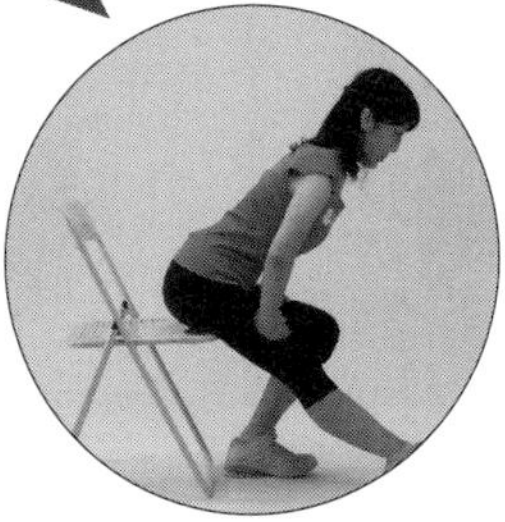

平仮名の「く」になるイメージで。

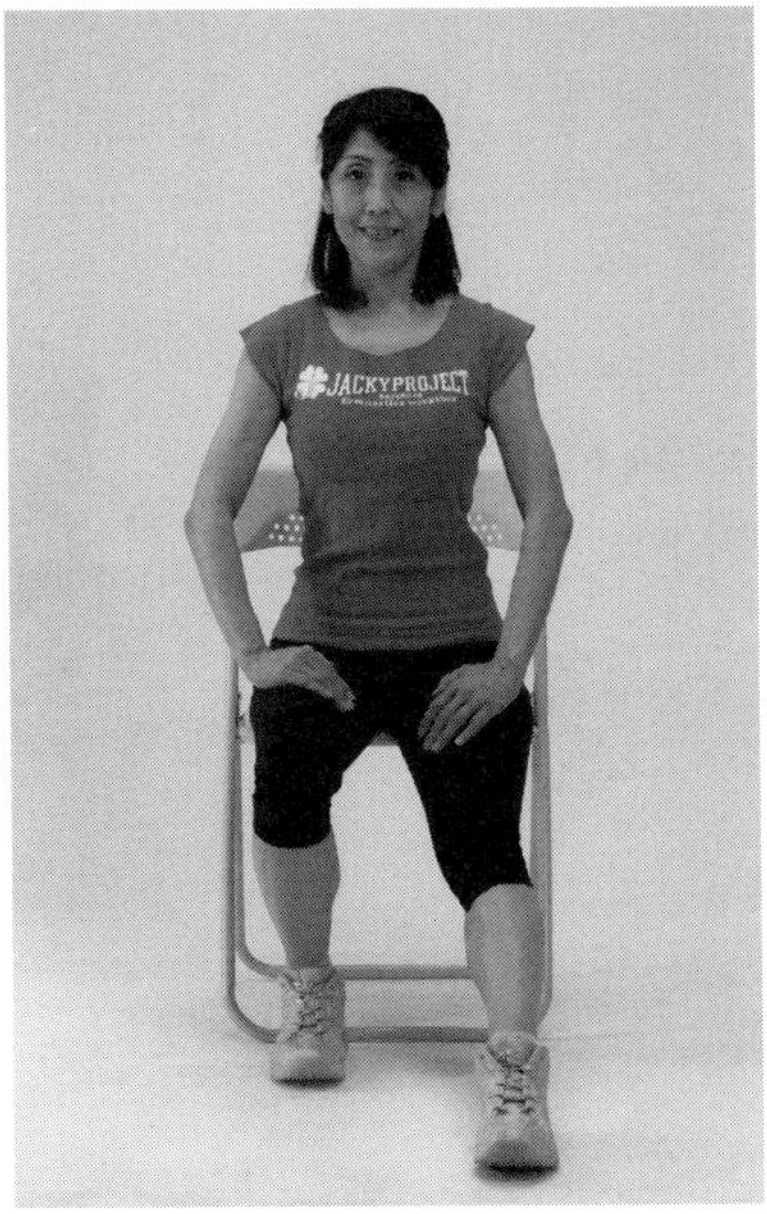

左足を前に出した状態から、同じようにゆっくりと、お腹をももに近づけます。

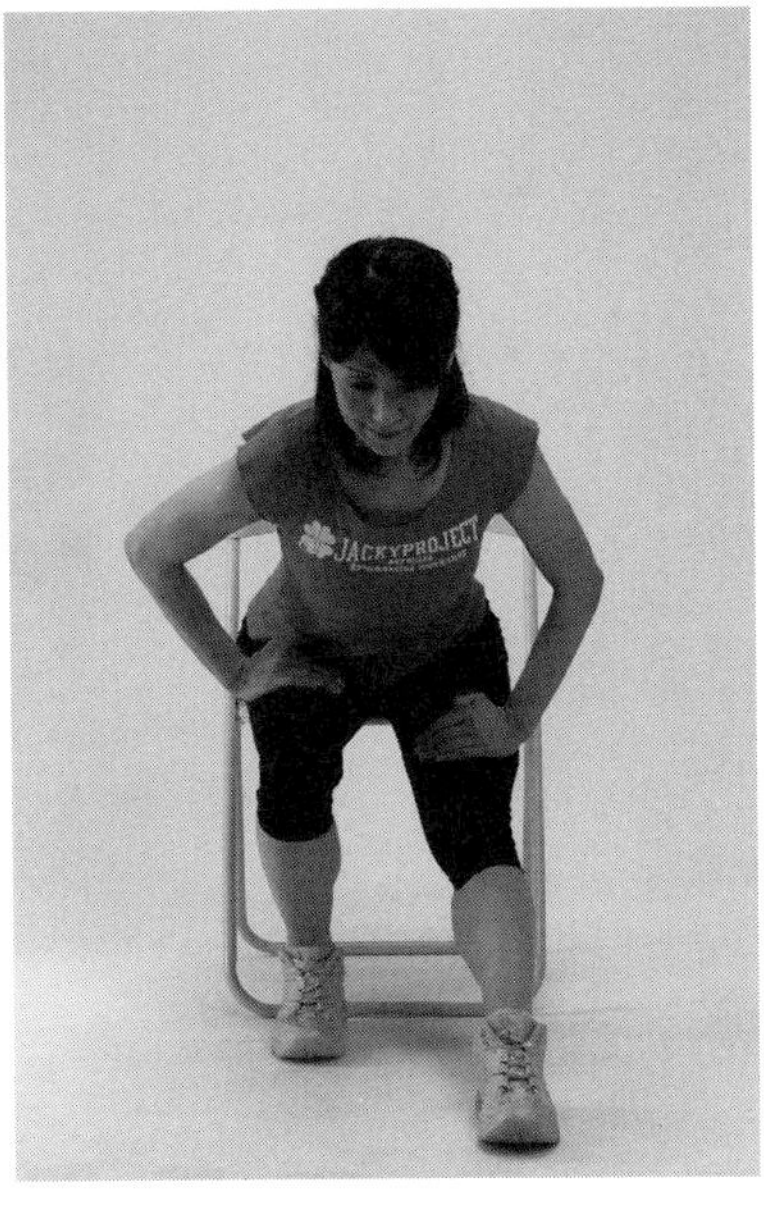

㉛内もものストレッチ

この動きを4回繰り返します。

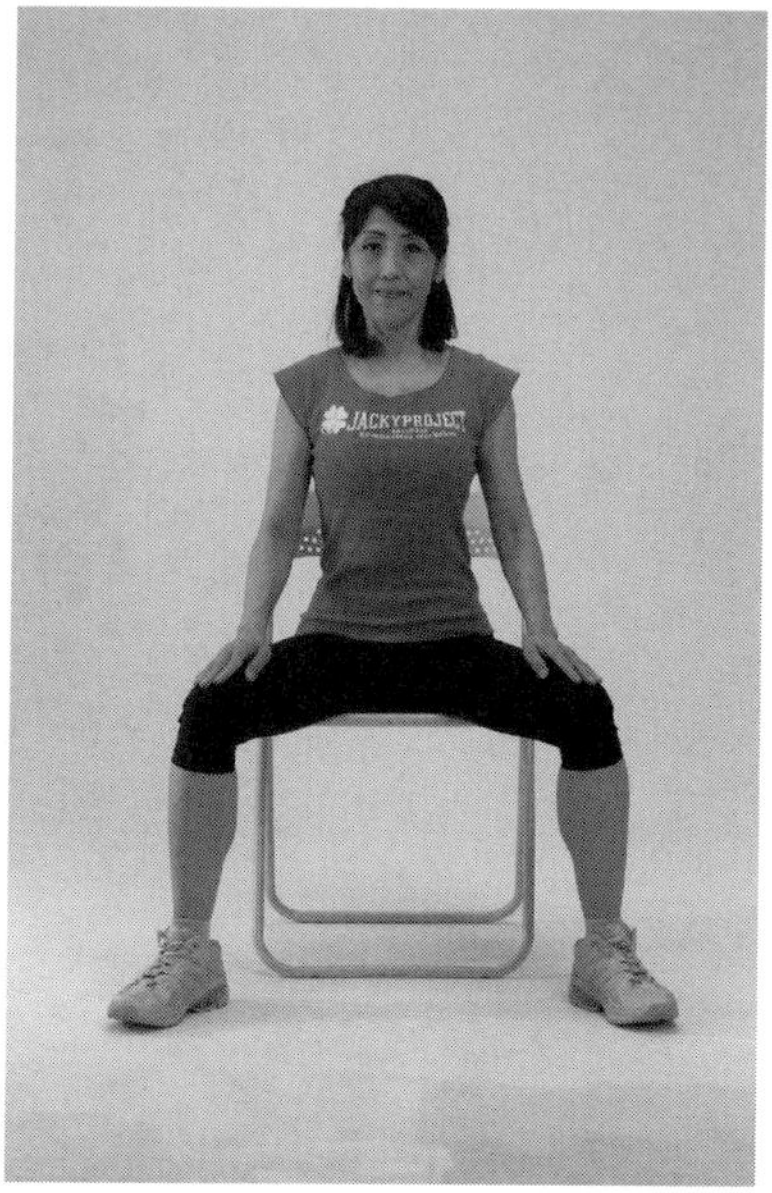

両足を左右に開きます。

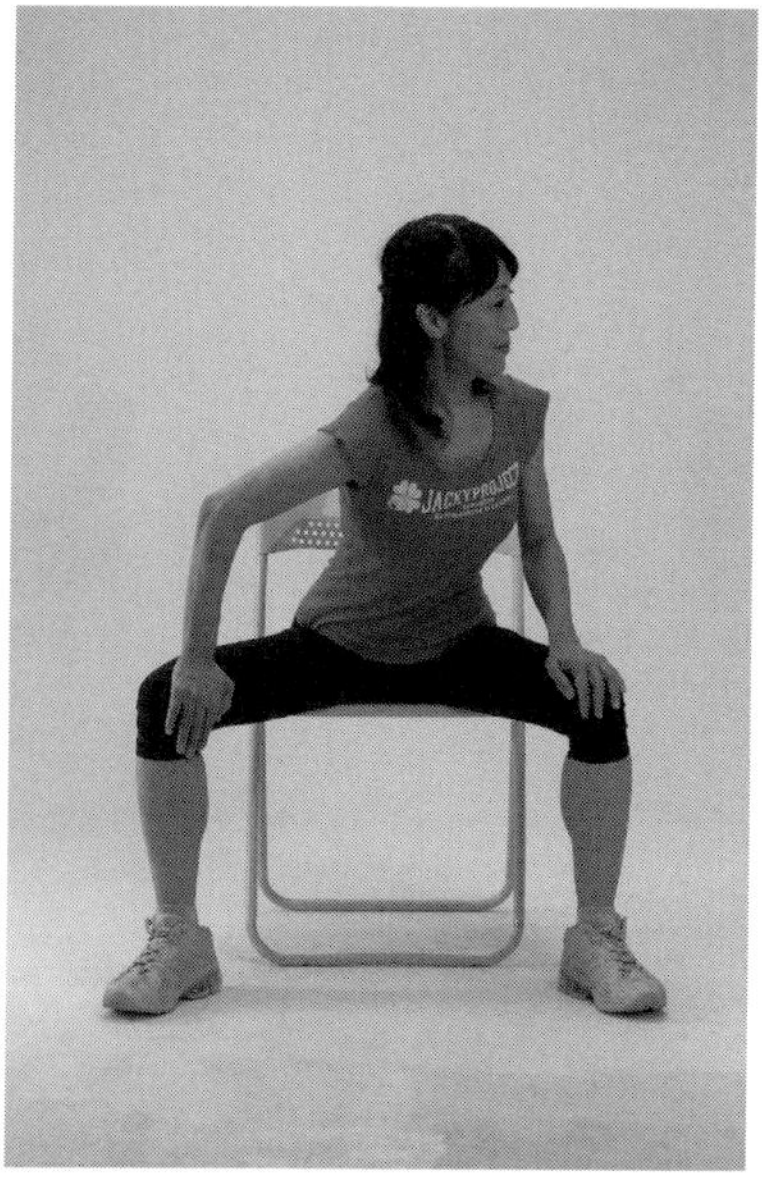

右手で、右の膝を外側に軽く押します。肩を入れなくても大丈夫です。

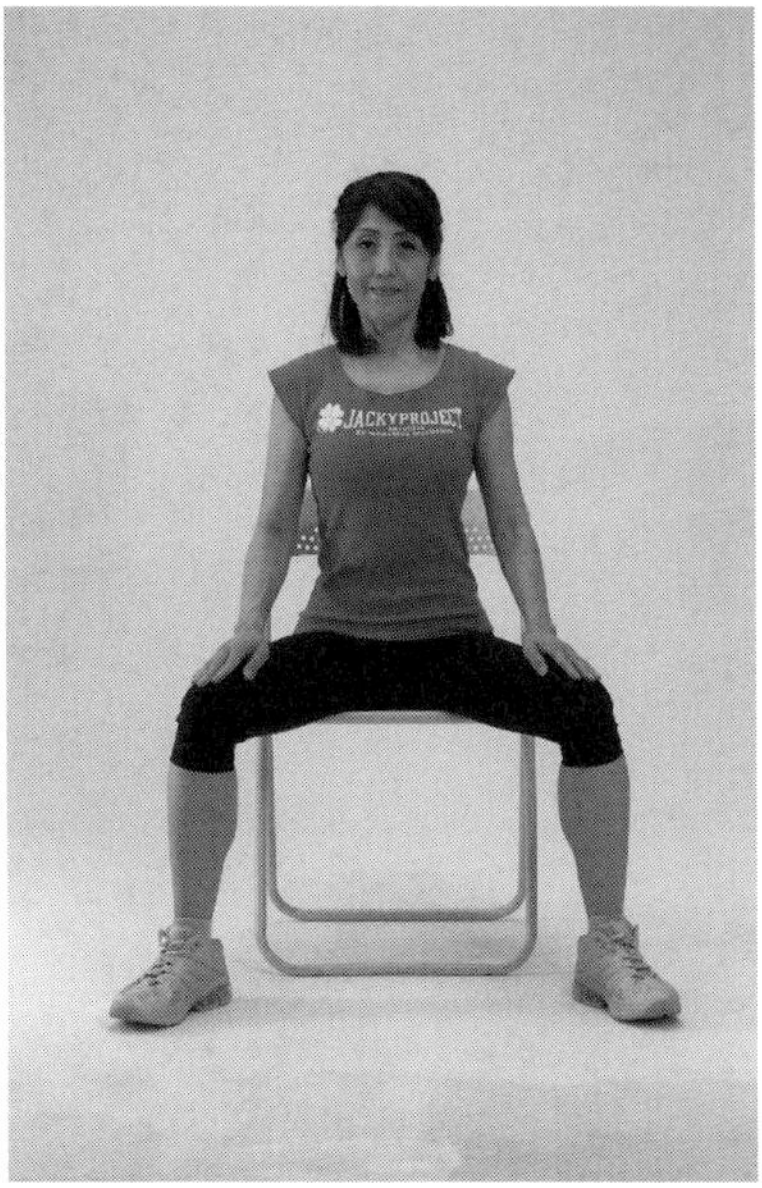

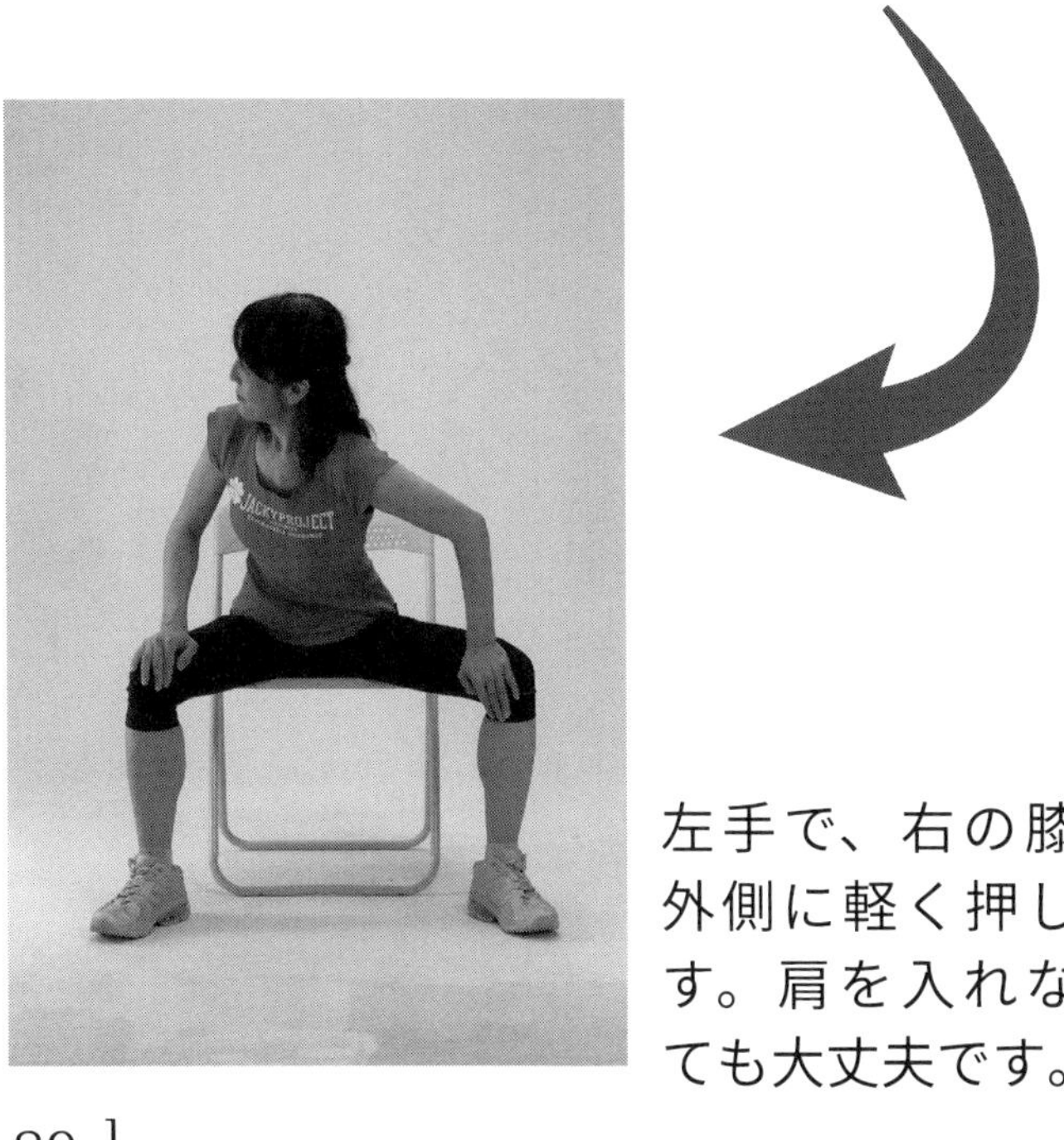

左手で、右の膝を
外側に軽く押しま
す。肩を入れなく
ても大丈夫です。

㉜ もも前のストレッチ

この動きを4回繰り返します。

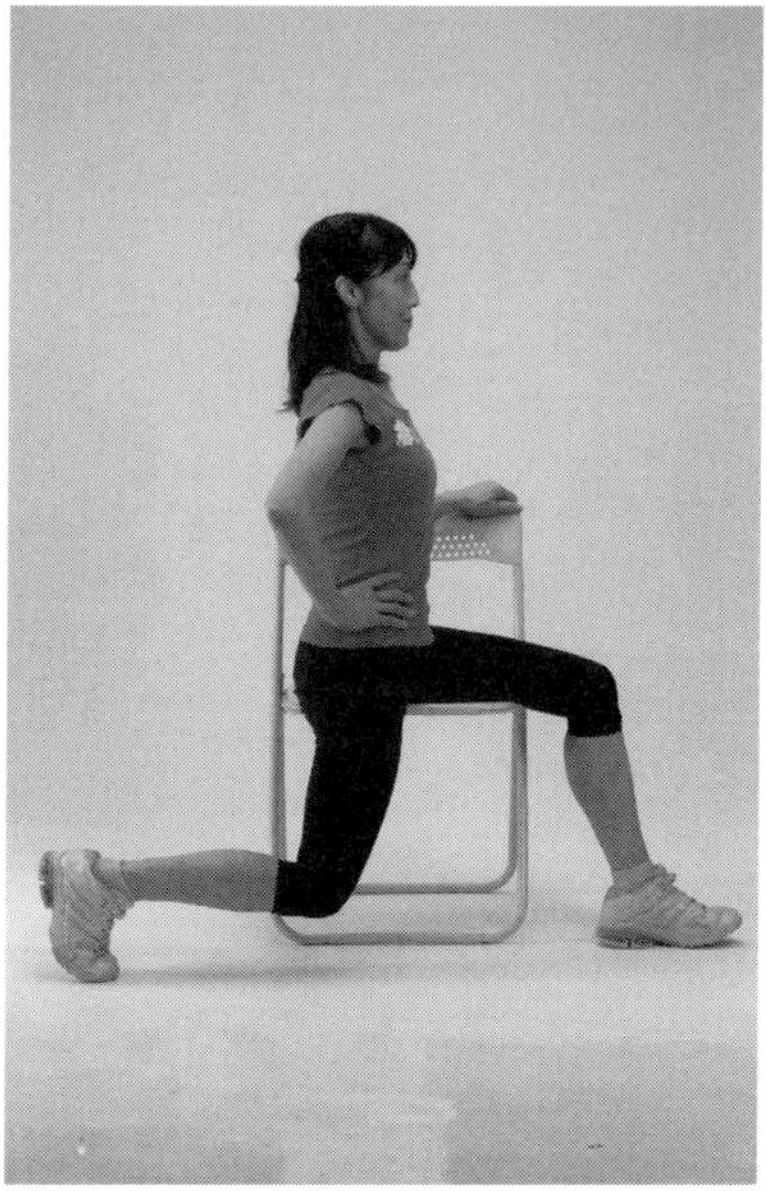

左手でイスの背もたれを持ち、お尻の左側は椅子に乗せたまま、左を向きます。
右膝は床につけずに浮かせたままで、つま先で支えます。

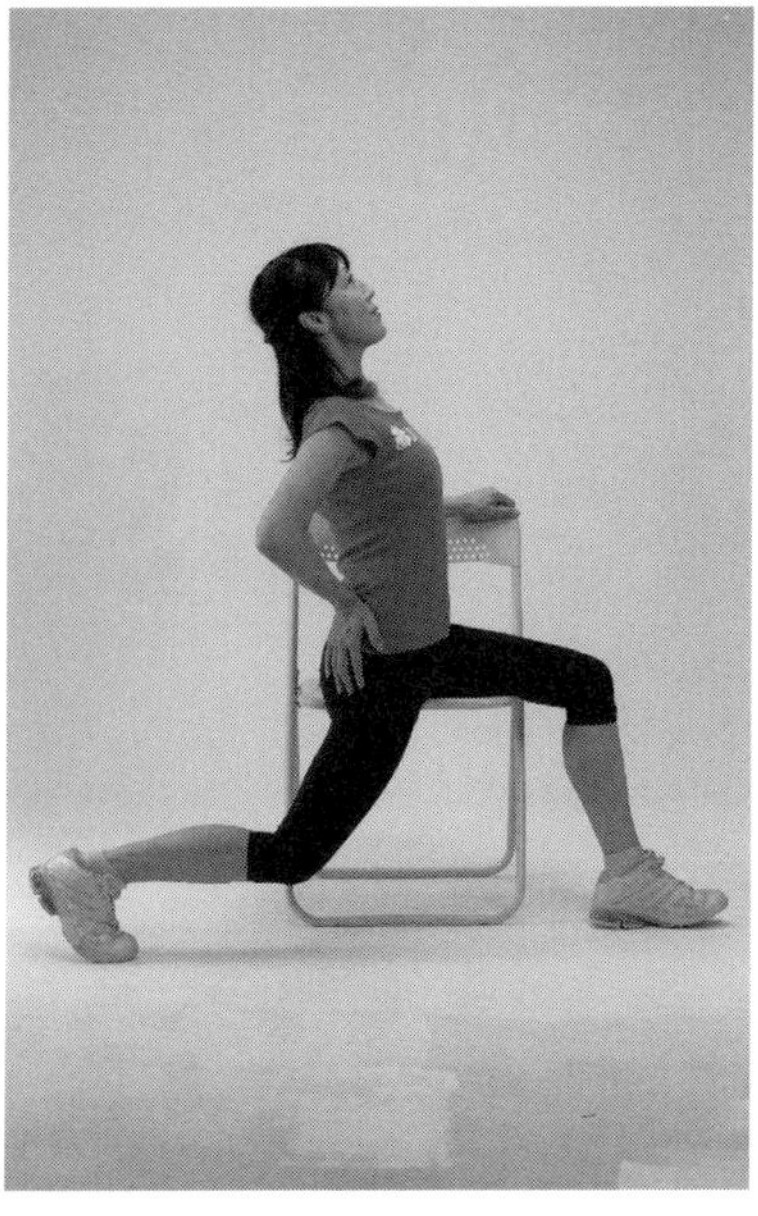

右手はお尻につけたまま、胸を張って、右足のもも前と、右足のつけねを伸ばします。

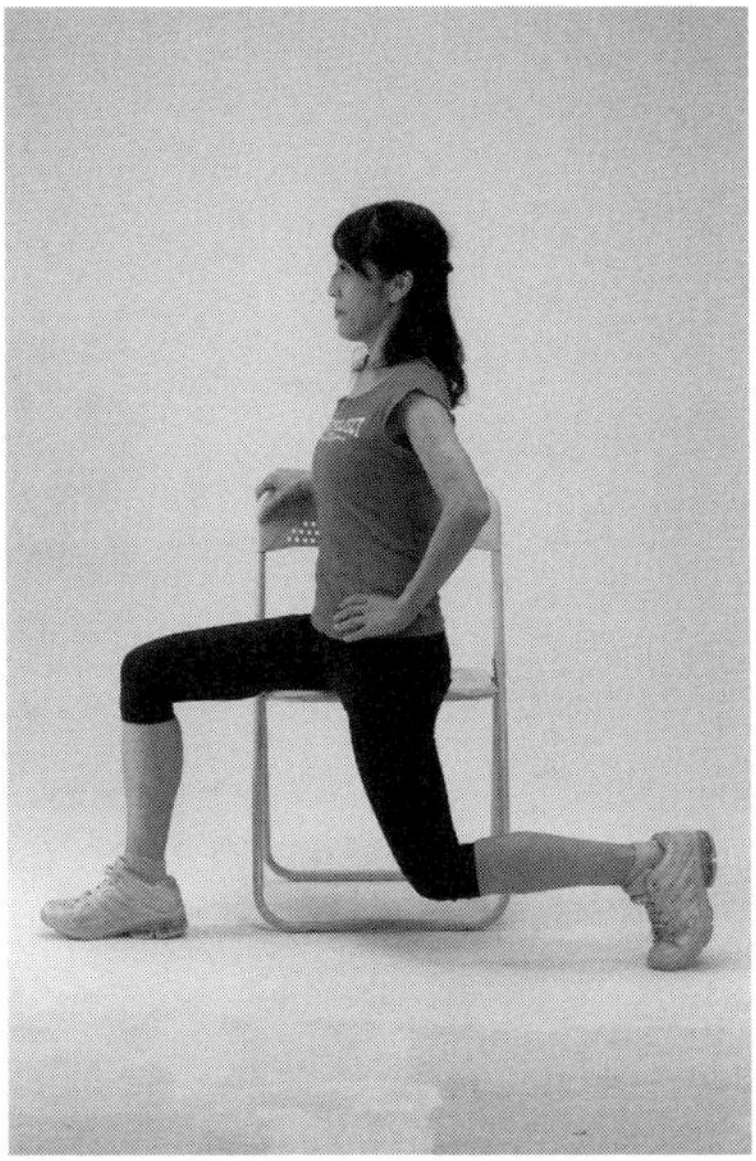

右手でイスの背もたれを持ち、お尻の右側は椅子に乗せたまま、右を向きます。
左膝は床につけずに浮かせたままで、つま先で支えます。

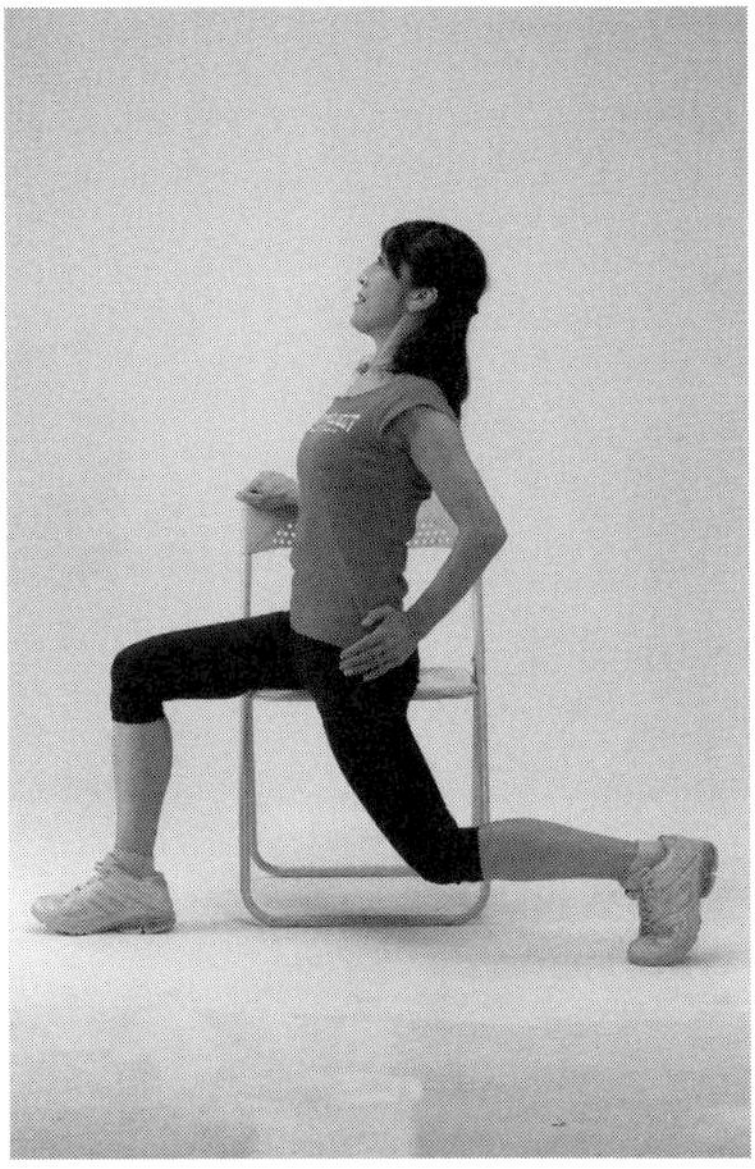

左手はお尻につけたまま、胸を張って、左足のもも前と、左足のつけねを伸ばします。

おわりに

最後までお読みいただいてありがとうございます。皆様との出逢いに感謝いたします。

日々、皆様の心と体の健康と自立をサポートし、運動指導や、指導者育成を行っていますが、今回は、気軽におうちや職場で、座ったままできる運動をまとめました。

体は動かさなければ動かなくなっていき、動かせば年齢を問わず、いきいきと動かせる状態を維持できます。皆様がいつまでも若々しく、心地よく楽しい生活を送れるように、ぜひ、生活に運動を取り入れてください。

無理をせずに、「このステップとこのステップだけ」「最初は5分だけ」「朝10時になったらやろう！」など、時間を決めて行うと良いと思います。お昼休みの3分でも良いと思います。

その積み重ねが、1週間で数十分、1ヶ月では結構な時間となり、血液循環も良くなり、カロリーも消費されることとなります。

毎週、色々な場所でレッスンをしていますが、皆様からは「運動していたほうが体が楽」「動きやすい」「階段も上がりやすくなった」「姿勢が良くなった」「肩こりや腰が楽になった」など、痛み止めやお薬に頼らず生活できていく方もたくさんいます。

週1回の生活習慣病の高齢者さんクラスであっても、3ヶ月経って測定すると、立ち座りがスムーズになっていたり、歩く速度が早くなったりしています。調子の思わしくない日は無理せずに、日々少しずつ頑張ってくださいね。

『すわロビ』は座ってできるエアロビクス（有酸素運動）を結びつけた名前です。有酸素運動の効果は、脂肪が燃焼できること、心肺機能の維持増進ができること、全身の血液循環を活性化できることなど、たくさんのメリットがあります。

決して難しいステップをしなくても、イスに座って、その場歩き（マーチ）をするだけでも3分歩けば3分ぶんの効果が出ます。

少し難しいと感じたステップに挑戦すると、脳も活性化され、動きながら脳を使うことで脳の血液循環が上がることも解明されています。運動で脳も若いままいられるのです。

これまで、安心安全で効果のある運動指導をするにあたり、日々ご教示いただいております、関西医科大学の木村穣先生、同大学の黒瀬聖司先生、研究でお世話になっております関西医科大学大学院医学研究科健康科学教室研究員の山中裕先生、日々アドバイスや助言をいただいております、公益財団法人 健康・体力づくり事業財団常務理事増田和茂先生、運動効果の研究介入では大変お世話になっております門真医師会の先生方、研究や運動を広めるため情報交換にもご協力いただいています友人でもありますトータルフィットネス株式会社の梅田陽子さん、ＡＬＬ ＨＡＰＰＹ株式会社の副島理子さん、安全安心な運動指導者育成のために設立しました健康自立指導士協会のスタッフの高橋智子さん、黒松与子さん、この本を出版するにあたりアドバイスをいただきましたパブラボの菊池学さん、大変感謝申し上げます。

そして、全国で一緒に運動を指導してくれている仲間のみんなにも感謝をしています。

この本を手に取っていただいた皆さまは、きっとご自分の健康、ご家族の健康、ご友人の健康を願われる方々だと思います。

これからの超高齢化社会、自分の心と体は自分で守る、自分で守らなければいけない時代がきます。心地よく、楽しく、いきいきとした生活を送るために科学的根拠に基づいたご自身でできることがたくさんあります。

いつまでも輝く素敵な生活を送っていただけたらと思います。

オンラインレッスンやリアルレッスンを受けてみたい方は、こちらから気軽にご連絡ください。

健康J．プロジェクト　https://jproject-y.com/

YORIKOs LESSONN　https://reserva.be/yoriko

石崎依子

石崎依子（いしざきよりこ）

健康Ｊ．プロジェクト代表。健康運動指導士。関西医科大学医療連携トレーナー実技講師。(財)日本コアコンディショニング協会。ひめトレ教育トレーナー。ウェーブストレッチ・マスタートレーナー。心理カウンセリング１級コーチング１級。認知症サポーター。クイーンカップエアロビクスチャンピオン。(株)よしもとクリエイティブエージェンシーふるさとアスリート契約。医学検査業の会社勤務を経て、フィットネス業界で約 30 年以上、過去 20 万人以上の一般愛好家への運動指導と、医療業界での患者様への運動指導及び運動指導者の育成に尽力。5000 人を超える運動指導者への教育実績を活かし、運動療法施設導入のアドバイザー、指導者向けのコンサルティング、セミナー講師など活動の幅を広げている。現在、関西医科大学の教授と運動効果の研究や生活習慣病の患者様への運動指導を行い、女性運動指導者の教育スペシャリストとして活躍している。NHK、朝日テレビなど出演多数。

座ってできる有酸素運動
すわロビ

発行日　2021 年 1 月 26 日　第 1 刷発行
定　価　本体 1400 円 + 税
著　者　石崎依子

撮　影　小林写真事務所・小林禎弘
デザイン　涼木秋
協　力　ベンゼネラル株式会社　https://www.avia.jp
株式会社ヒカリスポーツ
大内美恵子

発行人　菊池 学
発　行　株式会社パブラボ
〒 359-1113　埼玉県所沢市喜多町 10 － 4
TEL 0429-37-5463 FAX 0429-37-5464
発　売　株式会社星雲社（共同出版社・流通責任出版社）
〒 112-0005　東京都文京区水道 1-3-30
TEL 03-3868-3275
印刷・製本　株式会社シナノパブリッシングプレス
Yoriko Ishizaki 2021 Printed in Japan
ISBN　978-4-434-28455-7